富山の置き薬 下

発行
富山市

富山の置き薬

下

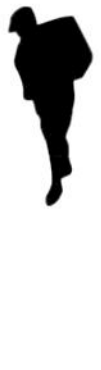

富山の置き薬 下

目次

置き薬をめぐる話と文化・資料コレクション

置き薬をめぐる話

文化・資料コレクション

装幀・本文デザイン 中村 聡（Nakamura Book Design）

「富山の置き薬」(下)の刊行に寄せて

富山市

ここに、『富山の置き薬』下巻をお届けします。

下巻では、「富山の置き薬」に関するインタビューやトピックのほか、富山における産業や教育との関係にも焦点をあててご紹介いたします。

さて、富山の置き薬は、富山の伝統産業として、三百年以上の歴史を誇るだけでなく、基幹産業として、富山の近代化や他の産業の発展、教育県としての人材の育成にも深く関わってきました。また、江戸時代の差し止め、明治に入ってからの洋薬尊重の流れ、法改正、売薬印紙税をはじめとする課税等様々な困難を克服しながら巧みな経営戦略と売薬人や関係者達の不断の努力の結果、現代まで続いてまいりました。

現在でも、富山市では約三百人が、全国では一万人以上が配置薬業に携わっており、「置き薬」、配置薬業は、薬機法*の中で薬を販売する一業種として認められています。また、「置き薬」という産業のしくみ、つまり「先用後利」自体が、一期一会の出会いを大切にしながら商売を持続させることを前提とすると同時に一番の強みともしており、働く人のチカラが生産に直結する労働集約型産業でもあります。

そして、全国の人々に健康と医療を届けてきたこの特異な産業は、各地の生活、文化に影響を与えるとともに、現在いろいろな形で他の産業やものづくりの精神に生かされ、その価値が見直されています。さらには、海を越え、置き薬の利便性が受け入れられ、先用後利のしくみを取り入れる動きも出ています。三百有余年で積み上げてきた歴史とその知恵はこれからも様々な切り口から多くのヒントを与えてくれるに違いありません。

富山市は、本巻でもご紹介しておりますように、「公共交通を軸とした拠点集中型のコンパクトなまちづくり」に取り組んでおり、先般その一つの集大成である、路面電車の富山駅南北接続線の開業を迎え、富山市のまちづくり百年の夢を成し遂げたところです。

しかしながら、産業構造や経済情勢が目まぐるしく変化する中、AI、IoT、5Gなどの活用を見据え、まちづくりは終わることなく、さらなる発展と市民福祉の向上のため、価値観の変化に対応しながら次のステージへと踏み出すことが重要となっています。

下巻では、未来に向けて様々な世代、立場の方から置き薬についてご意見をいただき、ご紹介することができました。特に今回実施したインタビューの中で、従事される方から多く語られたのは、「置き薬を過去のものとしてほしくない、明るい仕事として伝えたい」という気持ちでした。本書では、過去の懐かしみのみを伝えるのではなく、誇りをもって「富山の置き薬」を未来に、次世代に伝えたいと考えています。

これまで、三巻にわたって、『富山の置き薬』をお届けしてまいりました。本書でも、エッセイへのご寄稿、「富山の置き薬」についてご紹介するコレクション、特集など幅広く、富山はもちろん各地の多くの方々から原稿や資料提供、インタビューのご協力、励ましのお言葉をいただきました。

最後に、刊行にご協力いただきました皆様に心から御礼申し上げます。『富山の置き薬』が、皆様のこころに温もりを提供するとともに、置き薬の良さや役割を再認識し、次世代へつなぐ財産となれば幸いです。

*医薬品、医療機器等の品質、有効性及び安全性の確保等に関する法律

富山と私

京都大学大学院医学研究科
本庶　佑

私は富山県で長く生活した記憶はありませんが、父も母も富山の出身で本籍地も富山県富山市であります。私が生まれてからの最初の強い記憶は終戦2週間前の富山市大空襲の火の海であります。当時3歳であった私は母の背中に負われて焼け落ちる家の間を走り抜け、田んぼの用水路に飛び込み、かろうじて命をとりとめたことをいつまで経っても覚えております。

私はその後、山口県宇部市で幼少期を過ごし、大学以降京都、東京、大阪、また京都と各地を転々として参りました。その間、富山の親戚を訪ね、母方の親戚が多数住んでいた魚津市を訪れたり、また子供達に私の先祖の出身地である専称寺《せんしょうじ》を案内したりと常に富山県のことは忘れたことはありません。

私が富山の薬の繋がりを思い起こすと、2つ大きなことがあります。実は祖父は薬剤師で県庁勤務であり、富山の製薬企業には深い関わりを持っていたと聞いています。

一方、私ががんの薬であるＰＤ－１阻害剤を発見するに至ったのは、全くの偶然でありますが、ひょっとすると私の中に隠れた富山の薬のルーツがあり、このような巡り合わせにさせてくれたのかもしれません。

富山は冬の豪雪を除けば、素晴らしい自然と人情とおいしい食物に恵まれ、常に懐かしい思い出として私の心に残っております。

本庶　佑（ほんじょ・たすく）

1942年生まれ。医学博士。京都大学医学研究科博士課程修了。現職は京都大学高等研究院副院長／特別教授、医学研究科附属がん免疫総合研究センターセンター長。これまで京都大学医学研究科教授、同研究科長、文部科学省高等教育局科学官、JSPS学術システム研究センター所長、総合科学技術会議議員を歴任。日本学士院会員。専攻は分子生物学。「免疫抑制の阻害によるがん治療法の発見」により、2018年ノーベル生理学・医学賞を受賞、2013年文化勲章、2014年唐奨（Tang Prize）、2016年京都賞ほか多数受賞。富山市名誉市民。

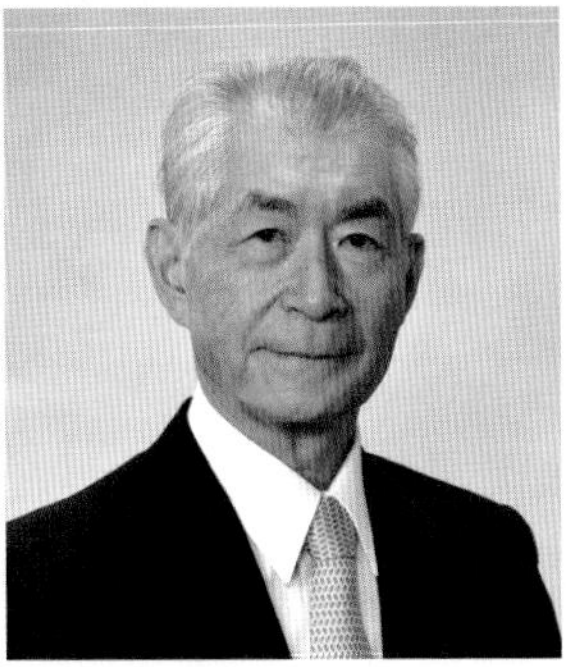

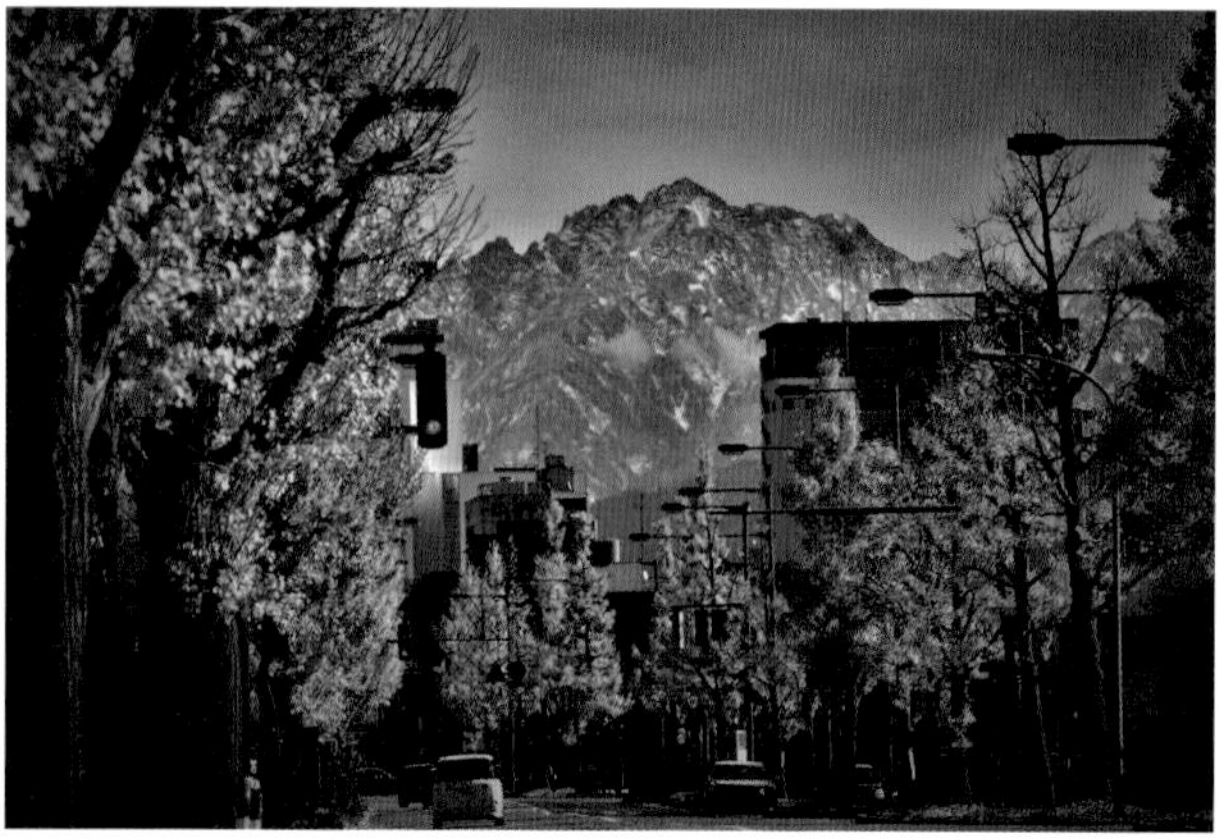

平和通り

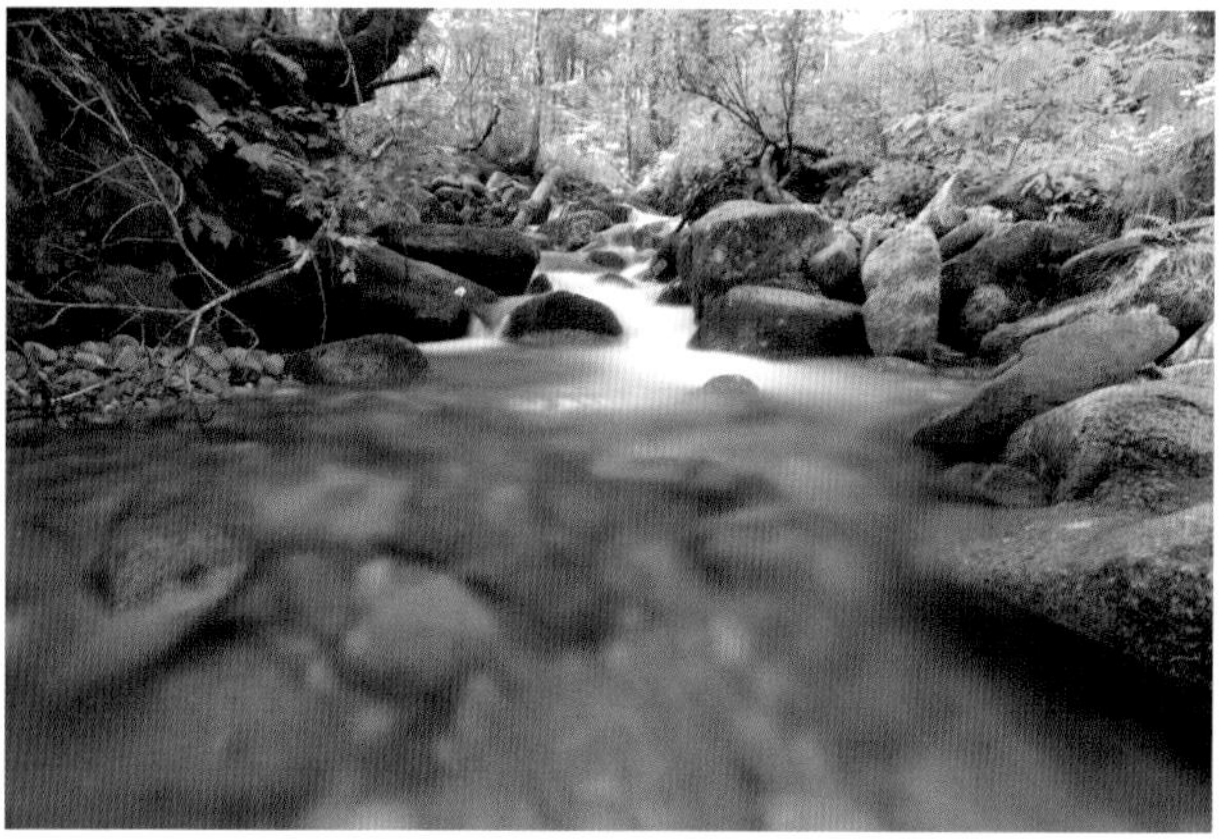

有峰東谷 百間滑

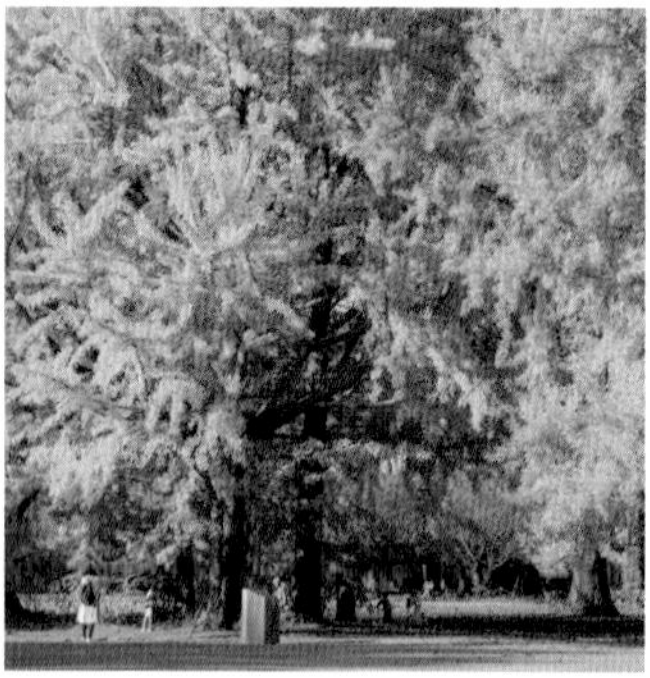

馬場記念公園（蓮町公園）

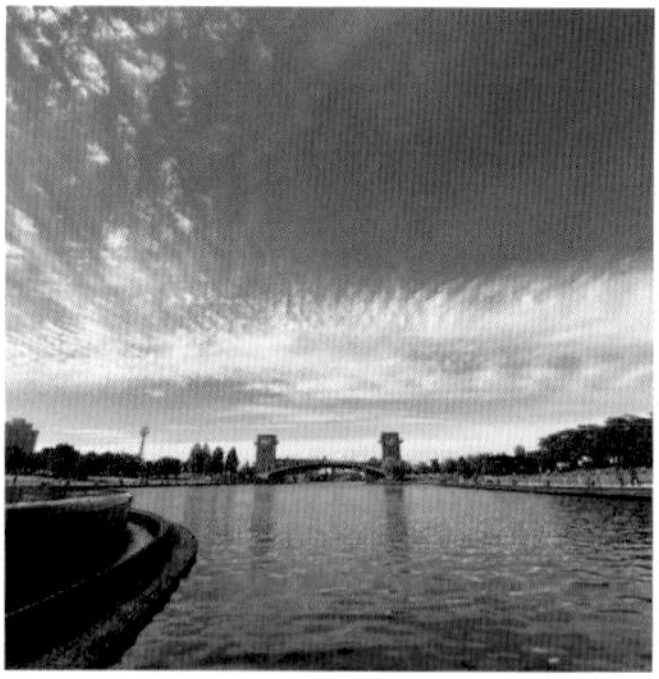

富岩運河環水公園

置き薬をめぐる話と

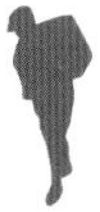

文化・資料コレクション

【富山の置き薬の用語について】

本書では、一般的に富山で使われている用語分類を基本としています。業としては、「売薬（業）」「置き薬（業）」「配置薬業」、人としては「売薬さん」「売薬行商人」「売薬人」「薬売り」などです。売薬という言葉は、地域や時代、使われる場面により様々な意味を持ちます。これは、富山では売薬という言葉が「配置、先用後利によって薬を売ること、またその業に携わる人、業」と広い意味で使われているためです。

ただし、本書のエッセイ中では筆者の考え方や地域的な表現を考慮し、「富山の置き薬」「富山の薬売り」「富山の薬屋さん」等の名称が登場します。

季語「毒消売」との邂逅《かいこう》

夏井いつき

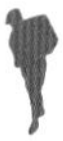

生家の家業は、特定郵便局だった。曾祖父、祖父、父と三代続く特定郵便局。父が局長の時に作った「開局100周年記念」という手拭いが今も残っているが、「明治44年4月16日開局」とある。

中庭を四方から囲む総二階の建物。道路に面する側が局舎で、奥が居住部分となっていた。竈《かまど》のある台所の奥には二階建ての蔵。祖母が味噌や醤油を取りに行く度に、二度と出てこられないのではと不安になるような暗がりだった。母屋二階の奥には、開かずの間のような扉もあった。子ども心に、妖怪屋敷みたいな建物だと思っていた。

副業で煙草屋もやっていた。総二階の一部がトンネルのような通路になっていて、そこをくぐると中庭。さらに玄関を入ると、上がり框と座敷。お客さんが「ごめんください」と声をかけると、うちの祖父さんが偉そうに出て行って、煙草の銘柄を聞き、硝子ケースからおもむろに取り出し、まるで下げ渡すかのような態度でお客さんに対していた。

この玄関の座敷に、年に一度大きな大きな風呂敷包みを背負ってやってくるおっちゃんがいた。祖母が言う「えっちゅうとやまのくすりやさん」にどんな文字が当てはまるかは知らなかったが、その転がるような明るい調子が好きだった。

おっちゃんが大荷物を背負ったまま「えっちゅうとやまの薬屋でございます」と声をかけると、

祖父が重々しく薬箱をささげて出てくる。小柄なおっちゃんは重々しくそれを受け取る。そして一年間に使った薬の種類と量を調べ、補充していく。薬の入れ替えが終われば、ゴム風船をくれることを知っているので、いつもはじっとしていない妹も傍らで神妙にその作業を見つめたものだった。
大人になり、俳句と出会い、「毒消売」という不思議な季語と邂逅した。歳時記には、以下の解説。
【食中毒・暑気中り・水あたりなど、夏は突発的な病気が多い。そのための薬を「毒消しゃいらんかねえ」と越後訛りの売声で、紺絣の筒袖・手甲・脚絆《きゃはん》姿のりりしさで娘が売りに来たものである。二人連れが多く、毒消売が来たと言っていた。】

娘二人連れのアイデアは当たったんだろうなと思った瞬間、思い出すこともなかった薬売りのおっちゃんの顔がまざまざと蘇ってきた。近所の子どもらが「越中富山の反魂丹、鼻くそ丸めて萬金丹」と囃《はや》しながら、うちの玄関までおっちゃんの後を付いてきていたことも思い出した。薄水色っぽい「反魂丹」の袋や、文字の下の部分に描かれた蛸や魚の絵を訝しく思ったことまで思い出した。

季語「毒消売」との出会いは、完全に忘れていた子どもの頃の記憶を次々に引き出していった。季語が持つ記憶の再生能力に驚愕した。私のライフワークの一つ、絶滅寸前季語保存活動はここから始まった。

季語とは、日本人の文化の索引でもある。現在は使わない季語だから、歳時記から削ろうという考え方には違和感を持つ。言葉が消えると、その記憶も消えてしまう。文化があったことも忘れ去られる。私たち俳人の想像力でもって、絶滅寸前季語を一句にしてみる。実にリアリティに満ちた句にもお目にかかる。さすがは俳人だと感嘆する。それによって季語はほんの少し生き延びる。「毒消売」という文化を次代に伝える足がかりができる。それは、ささやかな文化貢献という名の、大いなる創作の楽しみでもあるのだ。

（俳人）

置き薬を届ける人 1

生活に寄り添うビジネスを

当社では、配置用の独自の薬を富山の製薬会社に作って貰っています。私はもともとメーカーの営業マンでした。発想を形にしてもらうのが得意だと自負しています。富山の配置薬の「先用後利」の販売方法は世界に類がないものです。三百年間続いている売薬の伝統的な販売方法に魅力を感じてこの世界に入りました。

会社をはじめた時は社員四人でした。私もお客さんのところを回っていました。一日にだいたい十五軒程回るので二十日で三百軒。そうすると三ヶ月で九百軒。とすると春夏秋冬の季節に一回ずつ回れます。年四回季節に合った商品を持っていけるので、これを創業当時から続けています。北陸三県をもっとつめて、地元密着型で営業して地域一番店を目指しています。

今、私どもの会社は北陸三県で約四万軒のお客様がいらっしゃいますが、この地には百万軒の家庭がありますから、私どもの顧客は四%に過ぎません。この地で販売網を拡げていく大きな可能性に挑戦しています。うちの社員は全員タブレット端末を持っています。キャッシュレスのカードリーダーも持っています。時代の最先端のツールを使い、三百年前からの先用後利と融合させながら、配置薬の利便性を伝えていきたいと思っています。

二〇二〇年三月、薬だけでなくパックごはんや味噌汁、カレーや缶詰の「先用後利」を始めました。私どものお客様の八割は高齢者の方ですので買い物が大変です。それを支援出来ればと思います。そして生活に必要な使った分だけあとで支払う。配置ビジネスを薬だけにしておくのは勿体無いと考えたからです。

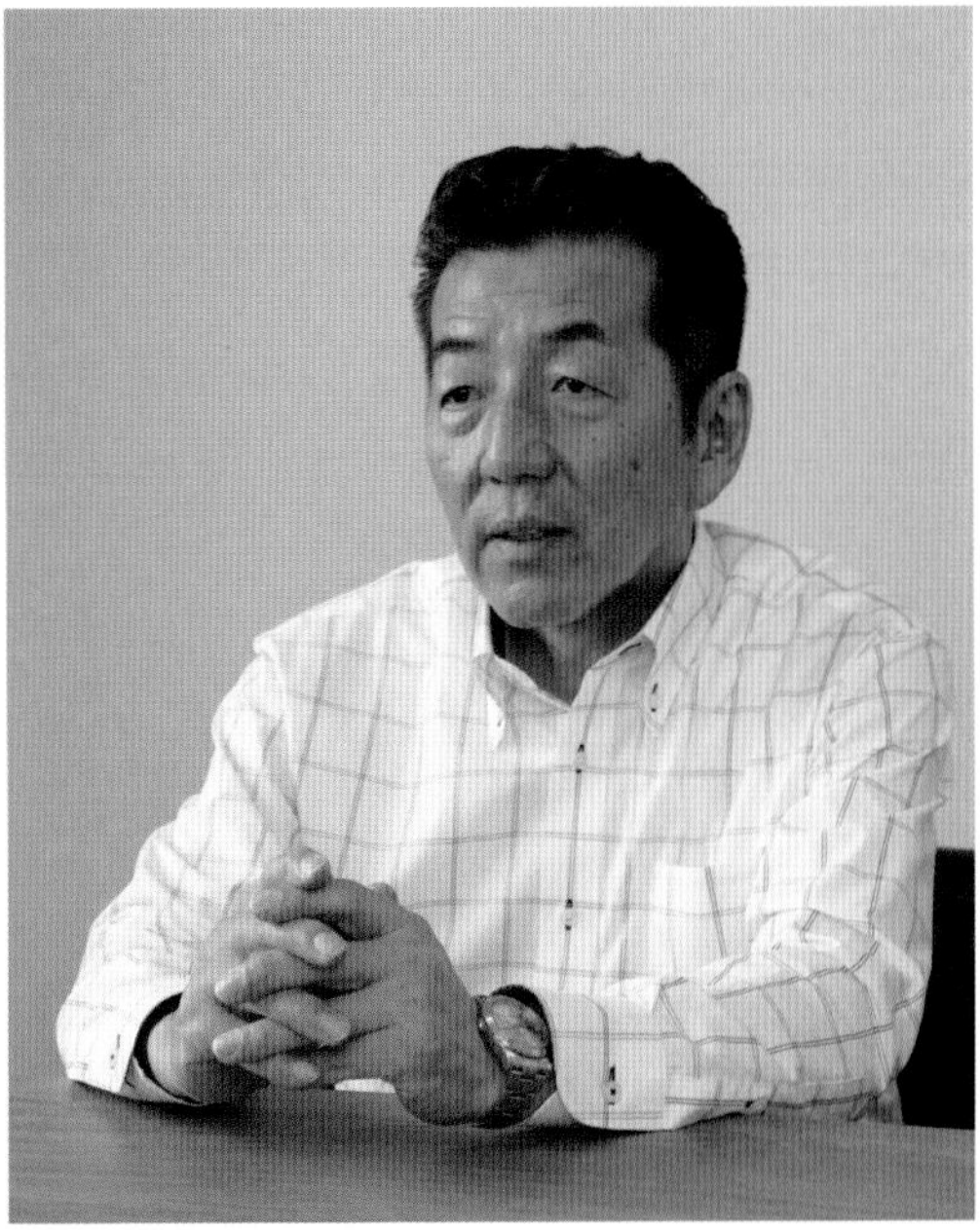

先用後利の魅力を熱く語る八橋さん

入浴剤やお茶、トイレットペーパーも始めます。私たち富山の売薬はお宅に入れていただける信用と信頼を持っています。せっかくお宅に伺うのに薬だけではもったいない。今ネットで色々なものが家庭に届けられるようになっていますが、一番利便性が高いのはそこに置いてあるものだと思います。風邪をひいたらすぐ薬が欲しい。ネットで発注しても届くのは明日でしょう。怪我をしたらキズバンが必要なのは今です。必要な時に物が身近にある。先用後利のこのシステムはすごいものです。

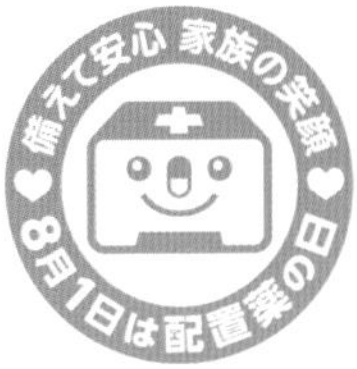
備えて安心 家族の笑顔
8月1日は配置薬の日

8月1日配置薬の日のロゴマーク

配置薬を色々な人に知って貰うのが大事だと思います。富山県医薬品配置協議会の取組みとして、市電*に「富山の薬」の看板をつけました。また、一般社団法人全国配置薬協会では、八月一日は「配置薬の日」と定めてマグネットステッカーを作りました。他社も含めて富山県内を回っている約二百名の配置薬の方がいるので、その車に付けていただければ、これを付けている車は売薬さんとわかります。それと幟を作りました。工夫をして少しでも認知度を高めていきたいと思っています。

八橋謙二（やつはし・けんじ）

1960 年生まれ、富山県滑川市在住。富山県医薬品配置協議会会長、一般社団法人全国配置薬協会副会長、株式会社サプリ代表取締役。趣味はゴルフ。

＊市内電車（富山市内を走る路面電車）

「おかえりなさい」

奥田瑛二

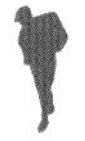

信号待ちで富山市街の交差点に立っていると中年女性に声をかけられた。
「おかえりなさい！」
富山に足しげく通って7年目になろうか……今や出会う人に「おかえりなさい」と言われるのである。嬉しい限りだ。小生、無類の酒好きであるからして、市中の居酒屋には良く顔を出す。いつものように小生が取り敢えずビールから日本酒に切り替えた時である。男性1人、女性2人に声をかけられた。

男　「奥田さん、よう街で見かけるけど、何でよく富山に来られるんが？あれか？（小指を立てる）」
女A「あなた、失礼よ。知らんが？奥田塾」
男　「奥田塾ちゃ、なんけ？」
女A「いろいろ、教えてらっしゃるの、若い人に。ですよね？」
女B「エンジン01（ゼロワン）で大会委員長やられてからですよね？あれって何年前です？」
奥田「準備を含めると7年前ですか」
男　「おーあれかぁ、あっち、こっちから文化人が来て富山大学でやったやつ。知っとるわぁ。うちのカミさん行っとったわ」
奥田「講師150名、来場者2万人だったかなぁ……」
男　「それと奥田塾が何の関係があるがけ？」
奥田「ま、その大会で蒔いた種からやがて芽が出て、その花や樹を育てたい。そんな思いで」

男　「ほーぉー……で月謝は？」

奥田「無料です。ボランティア……富山市と協力してやらせてもらってます」

男　「うちに、高1の娘がおるがだけど、オヤジの言うことなんも聞かんくて奥田塾に入ったら聞くようにならんかねぇ」

奥田「塾生の父親からよく言われますよ。俺の言うことは聞かんけど塾長の言うことは聞くって。でも、誰の言うことも聞かん子が仲間と一から物を作り表現する。そこに自己の存在を見出すんですよ。しばらくすると子供さんのほうから父親に話しかけてきますよ。アイデンティティにスイッチが入るんです。出来上がった大人は無理ですけど……一度、お連れください。番外オーディションしますから」

男　「勉強、出来んよ、うちの娘」

奥田「勉強関係ありません。人としての本質。明日を目指す力です。若い子が持っている力を引っ張り出す。でもこっちも気合いれないと、見破りますからね、嘘かホントかを」

男から酔眼が消え父親の目が垣間見えた。

その帰り道、塾生の一人一人の顔が出ては消え、消えては出て…そこに少年、奥田君の顔も蘇った。

「坊主、棚の箱、取ってくれ」

小学2年生の小生、茶簞笥の上にある赤い箱を背伸びして取ると緊張気味に差し出す。

「おぅ、ありがとう」

正座したまま薬売りのおじさんを見ている小生。オジサン、薬を入れ替えながら

「おうっ、そうか、そうか、これを待っとるんだな……ホイ、紙風船」

大はしゃぎ、風船をフーッと膨らませているとおふくろが唐突に言った。

「まさか、おねしょの特効薬あるかね？」

「(目をむいて)そんなもんないちゃ！あ、うちにはないが、お灸がええらしい。ニンニク擦込んで、その上に艾草。坊主のあそこにのせて……」

小生の心は紙風船とは真逆に見事にしぼんだ。愛知県片田舎、おねしょ小僧の思い出である。

(映画監督・俳優)

置き薬を届ける人 2

人と出会うよろこび

現在の仕事をする前は全く違う分野の販売員をしていました。以前から今の仕事は健康に携われる、やりがいがあるのだろうと思っていました。富山の昔からある職業でそれに興味があったというのも影響していると思います。

私の家には置き薬があり、小さい頃から売薬さんが来て紙風船を置いていった楽しいイメージがありました。薬の記憶としては、「ピラ（かぜピラ）」の獅子の顔はなんとなく覚えています。あとはケロリン。おなかが痛い時には赤玉を飲まされたことも記憶しています。

入社のきっかけは求人誌です。平均年齢二十九歳くらいとありました。若い会社なのだから、これから伸びていく企業だという予感がしました。確かに最近のインターネットはとても便利ですが、相手と面と向かってコミュニケーションを取れるのが、この仕事の一番の魅力だと思います。そこを活かしての様々な取組みに挑戦して行きたいと思います。

コロナウイルスの感染拡大で、気付いたことがあります。これまで風邪薬に手を伸ばしていない方が使ってくれるようになったのです。伺ってみると「病院に行くのが怖いので手元にある風邪薬を使ってみたら良くなった」「少し調子が悪い時に配置薬が家庭にあって手を伸ばせば飲める状態は、とても心強い」という話でした。

コロナによって、今まで意識していなかった置き薬の利便性に改めて気付いた方も多いのではないでしょうか。世の中が変わっていっても、この「先用後利」は変わってはいけないと思います。

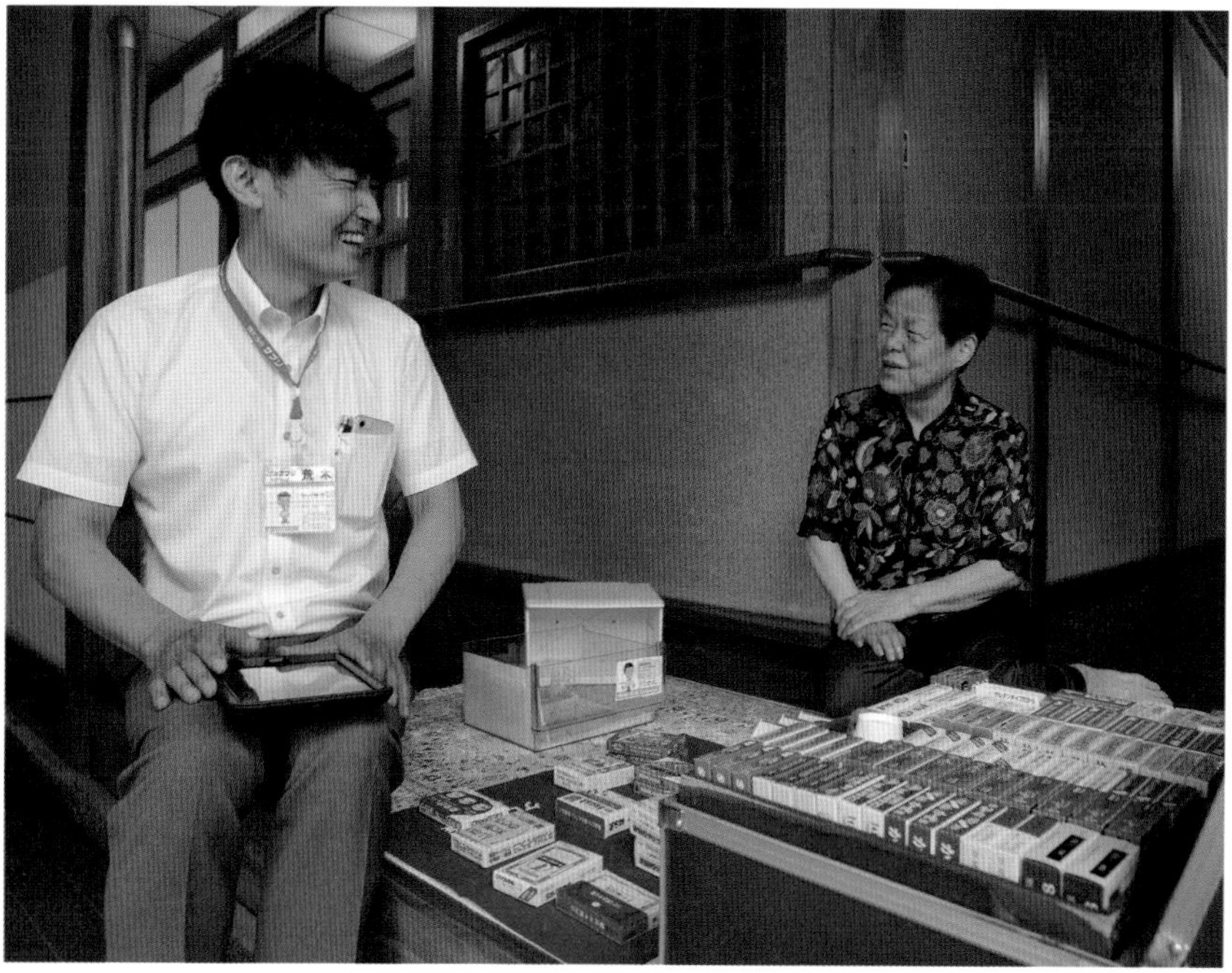

荒木さんとお客さんとのやりとりのひとコマ

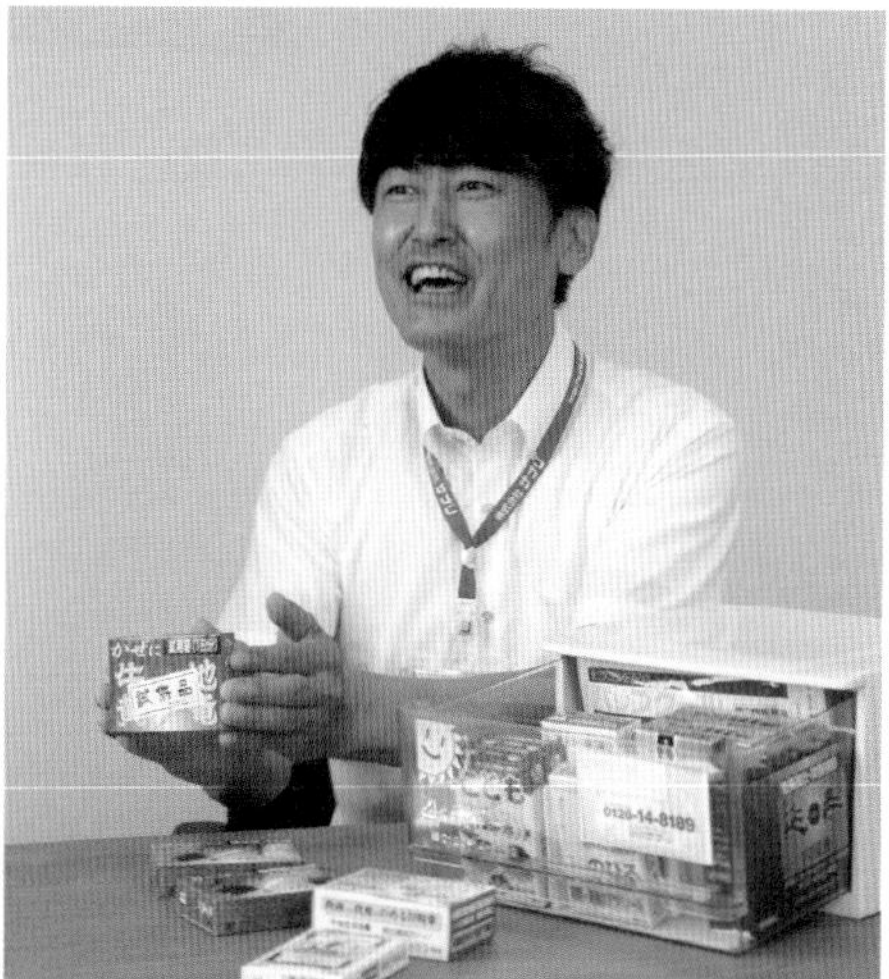

お薬の説明

荒木　孝 (あらき・たかし)

1973 年生まれ、富山県立山町在住。 株式会社サプリ富山営業所所長。趣味はバンド (ギター)。

富山との縁《えにし》と置き薬

遠山敦子

私の姓は「とおやま」である。旧仮名遣いでは「とほやま」であった。英文ではTOYAMAと書いている。TOHYAMAと書くと外国人に「とひゃま」と呼ばれたし、TOOYAMAとしたら「つぅーやま」と言われたのでTOYAMAにしている。

しばらく前は富山県へ行くには羽田から飛行機を利用するのが常だった。神通川に沿った滑走路に降りて行くと、土手にはっきりとTOYAMAという文字が、見事な植栽で描かれており、まるで私を歓迎してくれているようだと意気揚々と富山空港へ降り立ったものである。

最近は新幹線が便利になったのであまり空港は使わないが、富山県へは何回も通った。いつもあの立山の雄大な連峰には魅せられるし、屋敷森に囲まれた家が点在する田園風景は好みであった。芦峅《あしくら》寺の国立立山青少年自然の家、立山登山と黒四ダム、宇奈月温泉、風の盆、氷見の漁港、新湊の海王丸、最近は利賀村（今は南砺市）の現代演劇祭、などなど。岐阜県のスーパーカミオカンデの視察に行った折も宿泊は富山だった。なぜか、日本海側の他県に比べて、富山県へは数多く通った。帰京の折には、二段構えの「ます寿し」を必ずお土産に買って帰った。

利賀村には、国際的にも著名な演出家の鈴木忠志さんがSCOTという劇団を率い、合掌造りの劇場や風趣ある劇場群の一大芸術村を作り活動している。世界中から演劇人が集まり研鑽に励んでいる。毎年夏に一ヶ月をかけて演劇のフェスティバルが行われる。

二〇一九年夏は第九回シアターオリンピックスがロシアのサンクトペテルブルクとの共催で行われ、例年以上に国際色豊かであった。圧巻は池を臨むコロシアム風の野外劇場での公演で打上げ花火、仕掛け花火の演出まで仕組まれていた。たまたま観劇した時は雨に降られたが俳優さんはずぶ濡れになり、観客はビニールカッパをかぶりながら、誰一人として席を立たず深夜まで演劇が進められた。

さて、我が家は親と一緒に渋谷の南平台に住んでいた頃から、富山の薬売りの引き出しのついた桐箱が置いてある。子供が幼い時は、すぐに熱を出すので、風邪薬や熱冷まし、時に腹下し、救命丸などは年中使ったものである。「おじさん」が大きな四角の黒い鞄を肩に背負ってやってくる。前もって公衆電話から在宅を確かめる電話がある。子供も大きくなり、親も他界すると、薬の消費量が減る。使用量が少ないと、申し訳ないので料金の他にテレフォンカードをさし上げたものだ。

そのうちに、公衆電話でなく、携帯電話から掛ってくるようになった。いつの間にか肩掛けバッグが手提げバッグに変わり、ハンドマークリーダーでバーコードを読み取る。前回のデータが入っているので、使った分がすぐ分かるらしい。薬を置きかえると、小さなプリンターを出してつなぎ、ジーといいながら伝票を印刷するようになった。配置薬にもIT化の波が押し寄せている。

最近うちへ来てくれる「おじさん」は、富山の話をしてもあまり通じない。富山出身ではないそうだ。昔は農閑期に都会へ出て来て地元で作った薬を置き、次回に使用分を回収するというビジネスモデルであった。今や至る所にドラッグストアが店を並べ、留守宅も多い時代、このビジネスモデルは通じ難くなってしまったのだろうか。絶滅危惧種にならないように、我が家も一生懸命使ってはいるけれど限りがある。世界に稀なこの商法は数世紀もの歴史をもち、日本の庶民生活を支えた誇りうる文化である。是非とも残していきたいものである。

（静岡県富士山世界遺産センター館長）

配置販売の可能性を探る

富士薬品は私の祖父、高柳政太郎《まさたろう》が昭和五年に創業しました。高柳家は富山駅に一番近い神通大橋のたもとで石屋をやっていました。祖父は長男でしたが、あまり頑健ではなかったので次男に家業を譲り、配置販売業に入ったと聞いています。戦時中は戦時統制で祖父が埼玉エリアを担当したことで埼玉県のお客様が多くなりました。戦後の昭和二十九年に高柳薬品商会を作りました。それを機に富山から大宮に移り住みました。

婿養子の父の実家は、富山の婦中にありました。その縁で今も工場が婦中町なのです。私は大宮の生まれ育ちですが、盆正月は富山で過ごしていました。ですので血統は富山、生まれ育ちは埼玉と自負しています。

父が入社した時は、祖母が賄いを作るような本当に小さな配置薬販売会社でした。自社製造を始めたのが昭和六十一年、父が自社で作った方がコストが安くなると、富山に工場を作りました。製造は素人でしたので、今までお付き合いのあったメーカーさんなどにノウハウを教えてもらいました。当社の自社製造が始まれば、当然ご自分の会社の売り上げも減ります。それでも富山の医薬品メーカーは私どもの社員の教育までしてくださいました。

製販一貫体制で大きな収益基盤ができましたので、配置の利益を当時始まったドラッグストア事業に充てていきました。もう一つはせっかく工場を持っているのだから、新薬開発をやってみようと、同じ時期の平成三年に医療用医薬品の開発、翌年平成四年にドラッグストア事業を始めました。

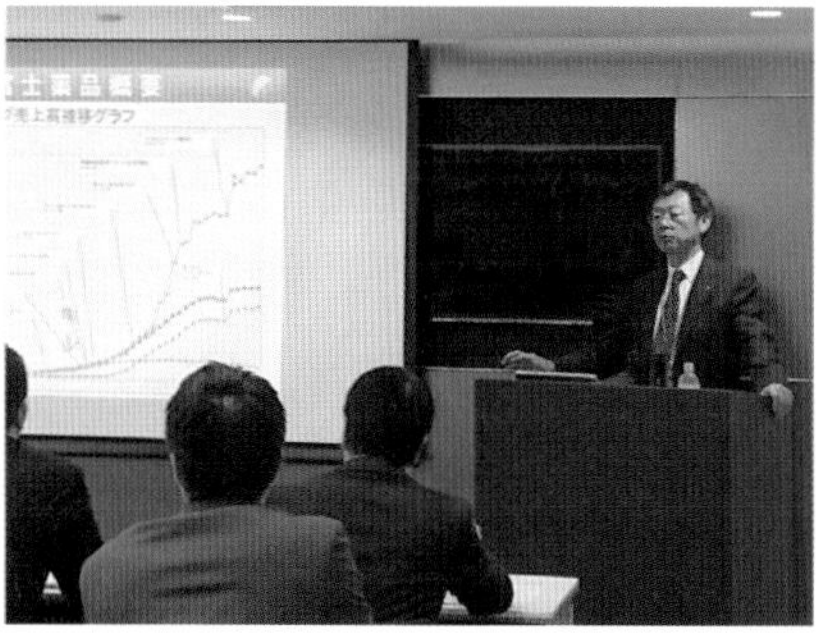

社員研修で講話をする高柳さん

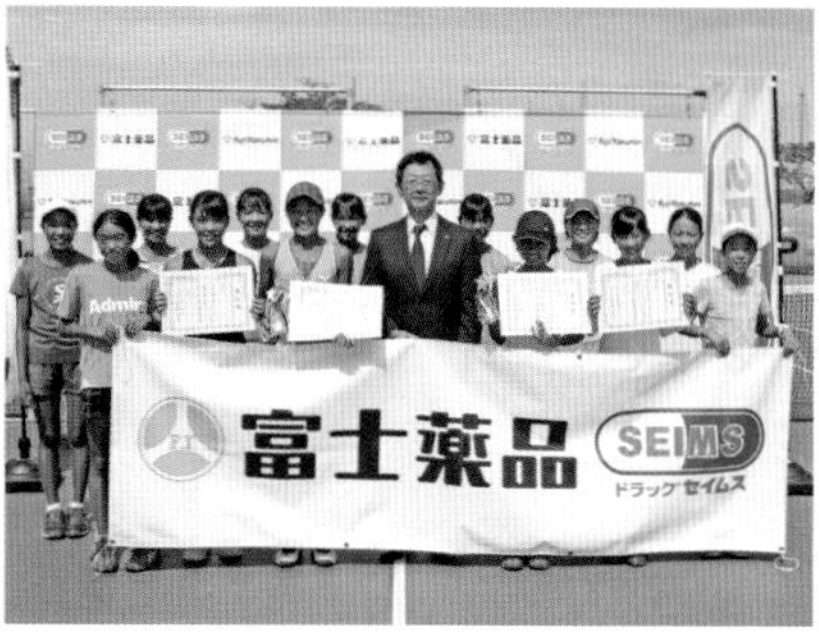

CSR活動として、ジュニアテニスの育成を支援

東京本部を設けたのは、様々なロイヤリティについて海外と交渉をするときに便利なことや、人材確保、スペシャリストを確保しやすいことが主な理由です。置き薬はお客様に商品を使っていただいても、営業マンが入れ替えに行かない限り売り上げにはなりません。つまり製品と共に配置従事者の質が問われるのです。

家庭に伺い「こんにちは富士薬品です」といったら戸を開けてくださる。話を聞いていただけるのが、私ども配置販売の強みです。これはネット販売には手の届かないところです。これをどのように活かしていくのかが、これからの大きなポイントとなります。

健康食品、それに付随する健康に関わるものについてはまだまだ大きなニーズがあります。ネットの情報は豊富ですが、どれがお客様にとって一番いいのかまでは教えてくれません。何がお客様にとって良いのか、私どもはプロとしてアドバイスができる、そしてお客様は、それを簡単に手に入れられるというのが、配置販売の強みで、今後のキーなのだと思います。

高柳昌幸（たかやなぎ・まさゆき）

1961年生まれ。東京都渋谷区在住。株式会社富士薬品代表取締役社長、一般社団法人全国配置薬協会副会長。趣味はテニスとゴルフ。

なつかしい置き薬屋さん

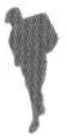

八木忠栄

私が生まれ育った新潟県中越地方の百戸たらずの農村には、一文店《みせ》（と呼んでいた小間物屋）と鮮魚店が一軒あるきりで、商店など皆無だった。そば屋も食堂もなかった。もちろん病院や薬局などなかった。農業協同組合が少しの日常用品を扱っていたくらい。農協の一郭には小さな診療所があった。風邪であれ、ケガであれ、そこへ行ってまず治療した。どこから派遣されていたのか、若い医師と看護婦がいた。二人が恋仲になって逃げ出す、なんてこともあったと思う。村人は重病になると、診療所では手に負えないから、峠を越えた九キロほど先の町医者にかかった。家族に急病人が出ると町医者を呼ぶ。雪の中でも夜中でも、なじみの「医者どん」が黒い鞄を携えてやってきて診察してくれた。職業とはいえ、「医者どん」は大変なものだなあと、子ども心に感心したものだ。

戦後の幼い記憶をたどると、わが家は、瞽女さんの宿、地方回りの浪曲会場、村の青年団の演芸会場などに提供していた。その中身よりは人が大勢集まってくることが、子どもはワクワクして何よりもうれしかった。瞽女さんは何回か泊まり、夜には近所の人たちが唄を聴きに集まった、その情景もよく覚えている。

家をいろいろ提供したのは、祖父がそういうことが好きで理解があったからだろう。まだテレビもない時代、娯楽が少ない村人にとって慰労の楽しみだった。峠を越えるのに、日中「腹がすいて…」と言って突然たち寄り、玄関先で出されたおにぎりを立ったまま食べて、さっさと峠へ向かったサラリーマン風の中年男のことも、なぜか忘れられない。

さて、富山の置き薬屋さんのことも忘れがたい。おそらく農閑期だっただろう、年に一回か二回まわってきた。たいてい祖母が家に上げ、お茶を出して相手をしていた。私も祖母に添う。それまでに使った薬の代金を清算し、薬をとり替える。代金はいったいどれくらいになったのだろうか？薬を入れ替えるだけでなく、どこそこの農作物の作柄など、あれこれの情報ももたらしてくれた。

預け箱の薬は桐箱のまま大切にしまわれていたし、富山の常備薬が家にあることは、ふだんから私も知っていた。家に薬が常備されていることの心強さ。熱が出たり腹痛を起こしたとき、母や祖母が、大切にとってある桐の預け箱から薬をとり出して服用させてくれた。まるで手品のようだった。

子どもは、薬屋と祖母がかわす話などに興味はなかった。薬屋さんがおまけにくれる、珍しい四角い紙風船のことが気になっていた。紙風船をもらうと、笑う薬屋さんと祖母の笑みをしりめに、その場を離れた。何よりも四角い紙風船が珍しかったのだ。風船をつくのは、たいてい女の子の遊びだったけれど、富山の紙風船だけは別だった。息を思い切り吹きこんで、ポン、ポンついた。まだ幼かった弟たちを前に、このときばかりは得意になってついて見せたものだ。

ハンゴンタンをはじめ、ロクシンガン、トンプク、クマノイ、カッコントウ、アカダマ、ジツボサン、ケロリン……といった薬名は家の中で長年くりかえし使われていたから、効能はともかく、名前を耳からすぐに覚えてしまった。袋に印刷された熊の絵や赤い絵、筆文字などに見入るよりは、耳のほうが先だった。なつかしい。

（詩人）

置き薬を届ける人 4

情報は会社の宝

自社の工場で製造から販売までをこなし、北海道から沖縄まで販売網を持っているこの会社に魅力を感じ、入社して十八年目です。

お客様から信用を得て、お孫さんが独立するから救急箱を一緒に持っていって欲しいとご依頼をいただくこともあります。最初は話をしていただけなかったおばあちゃんおじいちゃんにお菓子をいただくなど、私に心を開いてくださった時が何よりも嬉しいです。ドラッグストアにはない配置薬ならではの有り難い話です。

訪問した時によくいただく質問として、サプリメントとお薬の相互作用や、病院でもらった薬の組み合わせに関することが非常に多いです。このような場合、会社に設置しているカスタマーサービスセンターに確認して即座に回答するようにしています。これは複合型医薬品メーカーの強みです。

昔で言う懸場帳は今はタブレット端末に代わりました。お客様は過去にどのような薬をご利用になられたのか、家族構成などの一軒一軒の情報が入力されているのです。これらの情報は個人情報保護の観点からすぐロックのかかる状態になっていて、扱いには細心の注意を払っています。* 情報は会社の宝です。より多くの情報をストックして、お客様のお役に立てるようにしています。

高齢のご家庭で、念のために薬箱に入れておいた薬が、娘さん夫婦が遊びに来てお孫さんが熱を出した時に役立ち大変助かったと予想外のお声がけをいただいたこともあります。かゆいところに手が届く配置が出来るように心がけています。お客様の症状に合わせてお薦めして、体調が良くなったと言っていただけるのが、この仕事の醍醐味です。

＊個人情報は基幹システムサーバーで厳格に管理され、各営業マンが担当している対象の顧客分のみ活用できる仕組みでガードされています。（担当以外の顧客の個人情報は参照できません。）

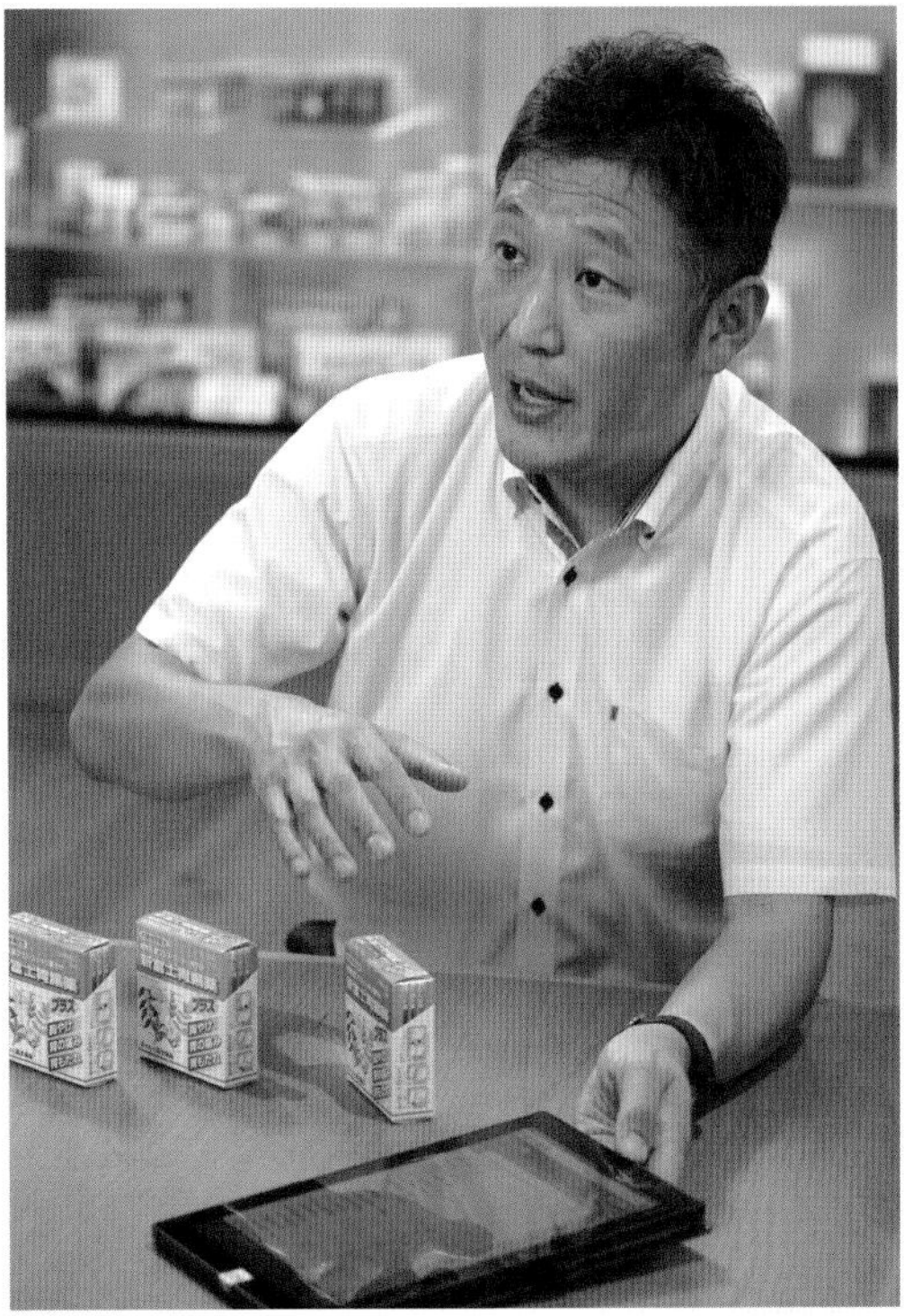

愛用のタブレット端末を手に説明する林さん。(端末は、パスワード管理・データの暗号化により、紛失・盗難時への対応がされています。)

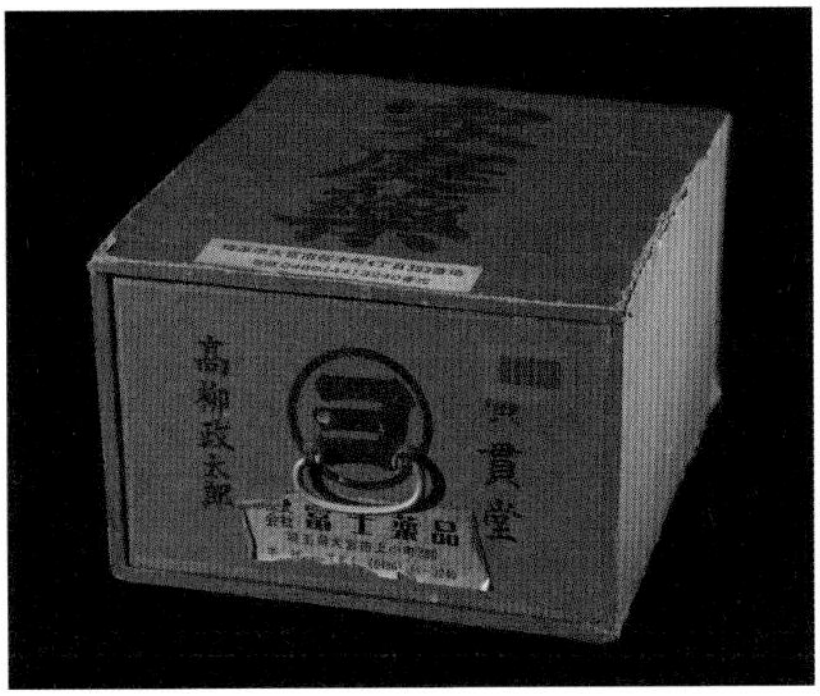

先代会長の高柳政太郎が使用していた薬箱

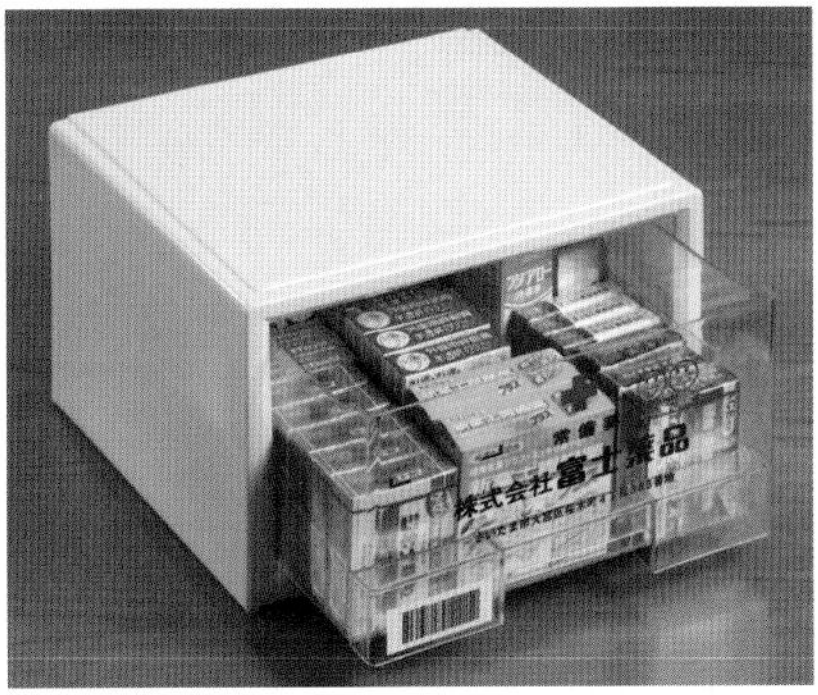

ご家庭に配置する薬箱（富士薬品オリジナル）

林 大成（はやし・だいせい）

1975 年生まれ。富山市在住。株式会社富士薬品富山営業所所長。
休日は双子の娘と公園でサッカーをしている。

置き薬とワインと少年と

太田麻衣子

うちの会社の置き薬箱はワインセラーの上にある。3年前、オフィスに一箱どうですか?と訪問してきた置き薬やさんに勧められて、その場で入れてもらった。そしてワインセラーの上に置いた。広告クリエイティブ制作を専門にするうちの会社は、夕方になると誰ともなくワインを開けて、テラスで飲み始める。何人か集まってきて無駄話をして、またひとりふたりと加わって、適当に仕事に戻って行ったり、出かけたり、帰ったりする習慣がある。久しぶりに話す人には、元気だった?とか、子どもの受験、どうなった?とか、あの仕事あの後どうなった?新婚生活はどう?とか、離婚おめでとう!とかまで。そんな話をワインの上から聞いているのが、この置き薬箱だ。あえて言ってみれば、社員のお目付役ならぬお目付薬と言ったところか。健康だったらいい。飲みすぎたり、具合が悪くなったら、ちょっと頼ってくれていい、という感じで、そこに薬箱はある。

ところがオフィスは2020年の7月、とても静かである。コロナウイルス感染予防から一気にテレワークが始まったからだ。私だけは毎日会社に行って、会社の机でテレビ会議をしたり、急な依頼にも応えられるように席にいたりと変わらずの会社生活を送っている。ワインも薬も減らない毎日である。そんな中ある日の夕方のことだ。入り口のドアのところに人の気配がした。宅配の人か、お弁当配達の届け先間違いか?行ってみると、なんと子どもだ。男の子がひとりマスクを付けて立っている。10才ぐらいか、小学校3、4年といった感じだ。

「どうしたの？」と聞くと、

「これあげる」と茶色の紙袋を渡された。いたってシンプルな茶袋だ。

「何かな？」と受け取ると、

「使ってください」と。

開けてみると、マスクが入っている。それも5、60枚。

「どうしたの？」と聞いても首を縦に振るだけだ。

「バイバイ」と言って、エレベーターの方へ行ってしまった。

「ありがとうね」と大声で少年の背中に言った。

不思議なことがあるものだ。会社を間違ったかなあ。うちの会社の家族の顔はわかっている。だからお父さんやお母さんの会社に来たわけではない。座敷童か、オフィスに座敷はないけれど。でもマスクは実際にここにある。世の中にマスクが不足している状況は過ぎ去ったけれど、あって困るものではない。まあ急に必要になる時もあるだろうし、と思ってその紙袋を薬箱の横に置いた。


8月の下旬、夕方になると都内感染者の数が報告されて、その数は日毎に増えていた。そんな中、仕事の依頼で訪問客がくる日が少しずつ多くなってきていた。急なお願いですみません、と言ってマスクも付けずにやってくる。その度に不思議なマスク少年の話をして、マスクを1枚渡す。あそうか、もしかしてこの少年は未来からやって来たのか。うちの会社のまだ見ぬことを知っていたのかと勝手に思い込むことにした。マスク少年の話をしながら、蚊に刺された人の腕に薬を塗ったり、胃腸の具合が悪いと言う人に胃薬をあげたり、と隣の薬箱まで出動している。仕事ついでにワインも減っていく。もしも何かあった時、というのは心配事だけじゃなくて、これから起きる楽しいこともワクワクすることも同じ未来なのだ。置きワインも置き薬もうちの会社の未来のためにある。ありがとうね、未来から来た少年。と思ってたら、この少年はご近所のお寿司屋さんの息子さんでした。すぐ近い未来にお寿司食べに行くからね。

（クリエイティブ・ディレクター）

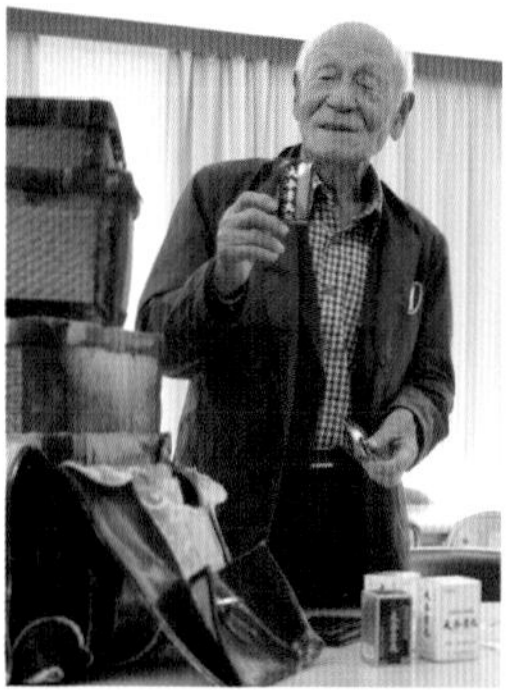

薬の説明

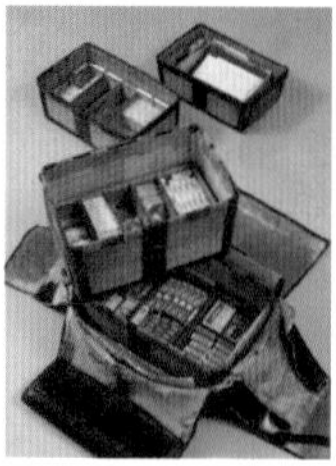

長年取り扱っている薬

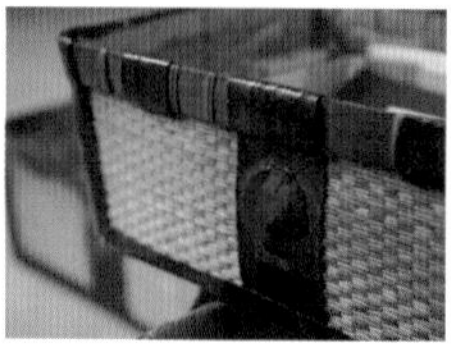

長年愛用してきた柳行李

「誠実」と「真心」

北海道の空知地方を始まりにして、オートバイの後ろに柳行李を付けて、六人で廻商しました。砂川市を終わって、次に稚内市、留萌市、深川市、釧路市、帯広市へと。私の廻商地域は全部新懸け（新規開拓）です。釧路は道東の都で、五百戸ばかり新懸けしました。

他にも岩手、新潟、富山と四道県にまたがって商いをしておりました。岩手は、花巻から盛岡まで、東北本線沿いに回っておりました。ただ、費用や年齢のこともあり、北海道と岩手は二年前に、お客様とお別れしてきました。

足、腰は八十九才＊になりますが、少しも痛みを感じません。昔から肩や腰、膝の痛みを知らないです。旅館の奥さんにも姿勢がいいなと言われることがあります。膝や腰が痛いというと薬を扱っているのに、といって他の業者仲間に笑われてしまうので、自分の身体をケアしないと。とはいっても、柳行李は重いので、五段あったものを今は一段分を外し、四段にして使っています。（約二十キロ）

これまで業界団体等が行う研修にも参加し、そこで得た知識を生かして薬を仕入れ、販売して現在に至ります。研修で知識を授けていただいた先生方のご指導に心から感謝しております。お客様に説明をするために、薬の成分や効果等についても学び、価格や持ち運びのことも考えて、よいと思ったものを仕入れており、中には二十年近く扱っている薬もあります。やはり勉強する、知恵を磨くということは必要なのだと感じております。

私は、「誠実」、「真心」が商売には大事であると思っています。お客様には、アフターサービスとして、五百通ばかりお手紙を出しております。

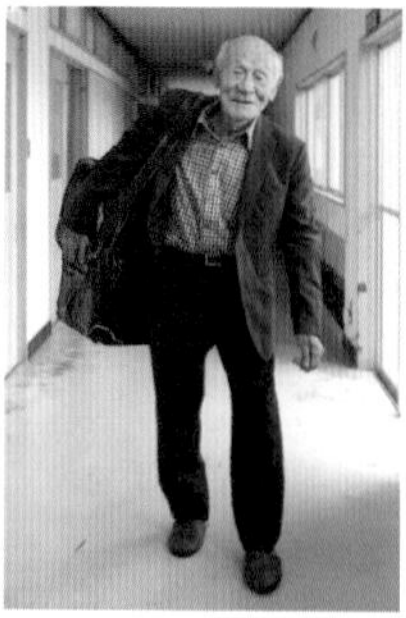

お客様を訪問するときの姿

馬渕芳雄（まぶち・よしお）

1932年生まれ、富山市在住。

＊ 2021 年 1 月現在

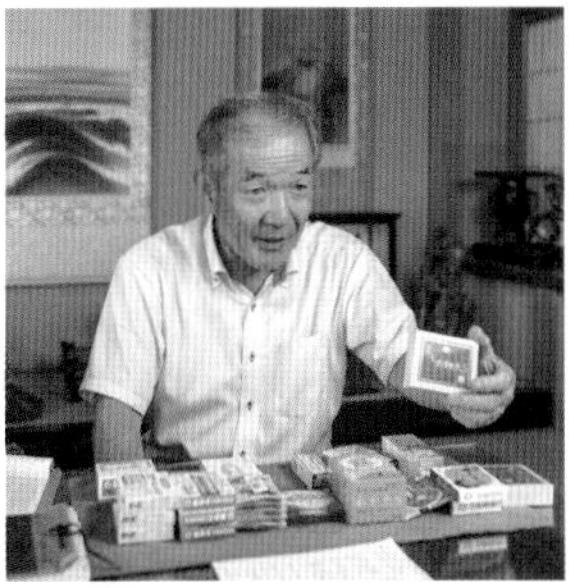

信頼のお付き合い

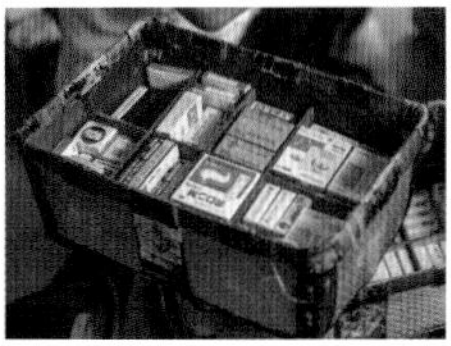

歴史ある柳行李

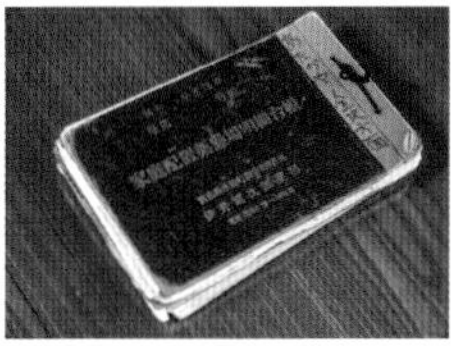

父から引き継いだ懸場帳

信用と信頼

売薬を始めて五十年が経ちました。薬業科で学んだことを生かして、はじめに売薬を経験したのは、昭和四十三年の高校三年の夏休みで、汽車に乗り青森の本州最北端の大間町へ。東北弁、漁師の言葉が聞きづらく、わかりづらく苦労した思い出がありました。昔は自然がいっぱいで、昆布、魚類、鮪がよく取れ、景気も良かった。今は地球温暖化で、海水温も上昇傾向で激変、環境、時代も変わりました。

冬は南、熊本県、近くは石川県、新潟県、夏は北の青森県と四県で仕事をして得たいろいろな経験、体験、知識、思い出が財産です。仕事で感じた事では、昔は対症療法で、治療のための薬が中心でしたが、私が売薬しだした頃は、ちょうど高度成長期で、元気で働きたい人のための疾病予防に使われる薬が多くなりました。昭和五十年前後から平成二十年過ぎまでは、商売は安定期だったように感じています。長生きの現在、人口減少、少子超高齢化、そして新型コロナ、今考えることは、健康寿命をどのように伸ばせるか？一日一日をいかに元気で生活できるかということです。

私は、私たちが取り扱う薬「配置用医薬品」をいかにして安全、安心だとお客様に信用・信頼いただき、病気の症状や使用する時期、体調、体質を伺い、お勧めする薬や情報などを選択し、知識と経験で、知識の医学（知識の薬）を考えながらお客様と付き合ってきています。

今はスマートフォンの時代、いつでも、どこでも、今すぐでも連絡が取れます。大いに利用して末永くお客様とお付き合いしていきたいです。

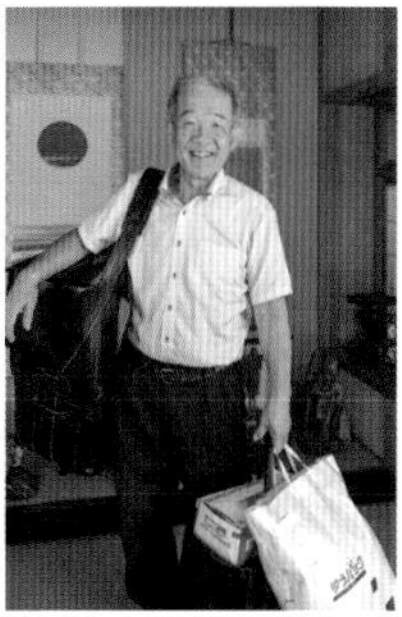

お客様を訪問するときの姿

伊井福治（いい・ふくじ）

1951年生まれ、富山市在住。

「縁側」と富山の薬屋さん

山川静夫

昔なつかしい家屋の縁側が、どんどん消えていってしまう。それにつれて幼い頃の思い出も忘れ去られようとしている。しかし、私が今も鮮明によみがえるのは、縁側での、三つの楽しかった観察だ。

その一つは、蟻の行列である。縁側で西瓜などを食べたあと、どこからともなく蟻がお出ましになって、その数がだんだん増え蟻行列となる。どこから来てどこへ行くのか。庭に降りて、しゃがんで、時の経つのも忘れて見入ってしまう。それが一度や二度ではなかった。

二番目の観察は、畳屋さんがやってくると、畳の張り替えを見物することだ。これも面白かった。あの厚い畳を長方形の木の台にのせ、あざやかな手つきで、畳に縁《へり》をつけていく。太い針を「ずぶッ」と刺し込み、肘《ひじ》を使ってぐいと押し込み縫い合わせていく時の、テンポのいいリズムは魅力的で、見飽きなかった。

そして三番目は、富山の薬屋さんの来訪だった。巧みに作られた古めかしい五段重ねの柳行李《やなぎごおり》を、濃紺の大きな風呂敷に包み、それを背にして、年に二度ほど我が家に現れた。

「おたくもお変りありませんか。お元気そうで、なにより〳〵」

にこにこ顔で、そんな挨拶のあと、縁側に腰を降ろす。母や祖母が預かっている薬箱を差し出すと、中身を素早く点検する。

「お使い下さったのは、トンプク二《ふた》袋、赤玉三《み》袋、それからノーシン一《ひと》袋、これだけです」

よくわかるもんだと、私はうなる。

「これで助かりましたよ」

と、母は料金を払う。古くなった薬は新品と取り替え、私にはおなじみの紙風船をオマケとして下さる。富山の薬売りのおじさんが「じゃあ、また」と機嫌よく帰ったあとは、姉や妹を相手に「ひい、ふう、みい……」と紙風船を飛ばせて遊んだものだ。

こうして我が家の縁側のもたらした忘れ難い観察は、長い歳月を過ぎても褪《あ》せることなく、思いがけない出会いを生んでくれる。

高校を卒業して上京した大学時代は、歌舞伎漬けの四年間だった。歌舞伎は奥が深く、もろもろの刺激を与えてくれた。江戸時代の薬の名前もいくつか覚えた。歌舞伎十八番の『助六』で、酔った花魁《おいらん》の揚巻《あげまき》に飲ませる酔いざましの薬は「袖《そで》の梅《うめ》」。『鏡山《かがみやま》旧《こきょう》錦絵《のにしきえ》』で中老尾上《おのえ》が合薬《あいぐすり》（常備薬）として使っていたのが「黒丸子《こくがんし》」。『巷談宵宮雨《こうだんよみやのあめ》』に登場する行商が売り歩くのは「石見《いわみ》銀山ねずみ取り」など、歌舞伎に登場する薬は、笑わせたり、涙を誘ったり、こわがらせたり、さまざまな感興を与える役目を果していた。

アナウンサー生活を三十八年間つとめて、NHKを退職したあと、平成十二年に大病を三つも体験したが、運よく全快した。そして、その年の十月七日、富山市に所用があり、仕事のあと、富山駅前の富劇ビルで小料理屋をやっている、なじみの店「初音《はつね》」で幻魚《げんげ》の干物《ひもの》を楽しんだ。

翌日八日、「長慶寺」の五百羅漢《ごひゃくらかん》を見たあと、思いがけなく「富山市売薬資料館」を訪れることができた。そして、売店で富山の薬売りがひいきへの進物として使った〝売薬版画〟に出会えた。それまで富山の薬屋さんのオマケは紙風船しか印象になかったが、なんと、歌舞伎絵が絵葉書になっていて、しかも、富山の版画家尾竹国一《おたけくにかず》や尾竹竹坡《ちくは》が数々の名作を残していたのだ。

歌舞伎好きの私にとって、子供の頃に縁側でじっくり観察していた「富山の薬売り」と趣味の「歌舞伎」が、「富山」で結びついたことは、なんともうれしかった。これぞ不思議な縁結び、新内の『蘭蝶《らんちょう》』じゃないが、〽縁でこそあれ末《すえ》かけて……富山売薬と縁側に礼を言いたい。

「売薬資料館」で購入した絵葉書五《いつ》袋は、今も大切に保存している。

（エッセイスト）

反魂丹伝説

「反魂丹伝説」を読む❷

中巻で紹介した「松井屋《まついや》源右衛門《げんえもん》書上《かきあげ》」*に続いて、「妙国寺《みょうこくじ》願書《ねがいがき》」(『越中史料』巻之二所収『妙国寺旧記』)の関係部分を見ましょう。

正甫《まさとし》様の時代、近習の日比野小兵衛《ひびのこへえ》という方が、藩主の御用で肥前《ひぜん》国長崎へ旅立ちました。その折、備前国片上《かたがみ》に、医師の万代浄閑《まんだいじょうかん》という岡山藩から十人扶持《じゅうにんぶち》をいただいている人がいて、この人も同じく長崎へ向かっていたのです。同じ時であったので、二人は中国地方辺りから道中で後になったり先になったりして、何となく親しくなりました。

そして、小兵衛が長崎に滞在していた際に持病を発し、激しい腹痛に襲われて苦しんでいた時、万代家の秘法で、世の中に比類のない妙薬で

*中巻三三〜三四頁に紹介があります。

ある反魂丹《はんごんたん》を浄閑から与えられて服用したところ、すぐに治ったのです。小兵衛はたいへん感服し、そこで反魂丹を常備薬とするため製法を伝授してもらいました。帰国してから伝えられた方法通りに反魂丹を製薬し、常備薬として用いたほか、病気で苦しんでいる者に与えましたが、効能が際立っており大変重宝していたのです。

ところで正甫様は、ある時腹痛に苦しまれ、さまざまな治療をしてみましたが、その効果もなかったため、小兵衛より反魂丹をさし上げて用いられたところ、すぐに全快されました。その効能に感嘆し讃えられて、ご命令になったことは、「このようによく効く薬の処方を公開しないことは、本当に惜しいことである」とのことで、富山城下の薬種店松井屋源右衛門へ反魂丹の処方とともに広く売り出す方法を伝授されたのです。そこで松井屋は、反魂丹を製薬して広く売り出したところ、多くの人が用いて効能が顕れないことはなく、世間は皆、感心して称えました。そこで、多くの国々へも広く売るように、とのご命令により、反魂丹のほかに奇応丸《きおうがん》など二〜三種類を加えて売ることにしたのです。

そして、源右衛門が売り広めるための使用人として雇った者の内に、当妙国寺の檀家である八重崎屋源六の先祖で源兵衛《げんべえ》と名乗る者がおり、中国地方方面に行商していました。その際、小兵衛からの書状などを持参して片上の浄閑のもとへ参上し、それらを渡したことから懇意になったのです。立山の熊胆《ゆうたん》や黄蓮《おうれん》などは天下一の優れた品であることから、浄閑が入手を願い望んだため、五～六年も引き続き持参したところ、その喜びようは大変なもので、その後は親子のようになり、家族とも深く親しんでいました。そうしたところ、浄閑は思いがけず病気となり、源兵衛も手を尽して介抱しましたが、その甲斐なく終に亡くなったのでした。

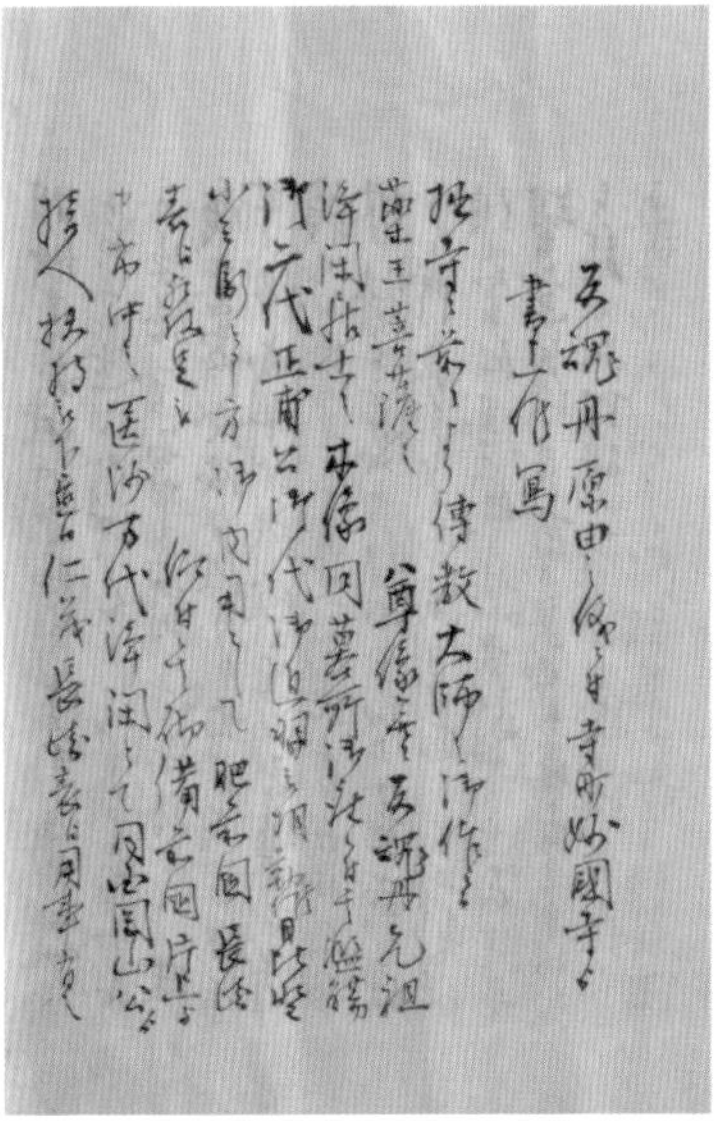

「富山反魂丹旧記」（所蔵：富山市売薬資料館）より「妙国寺願書」の冒頭部分。
現代語訳した『富山売薬業史史料集』の原文とは、語句に若干の異同があります。

この願書は正甫の没後、約百五十年後に記されました。内容は、反魂丹の伝来と創製だけではなく、配置売薬業の起源についても述べていますが、明確な年代は示されていません。妙国寺は、浄閑没後に所縁の薬王《やくおう》菩薩《ぼさつ》像を譲り受けてから毎年法要を行い、文政《ぶんせい》年間（一八一八～三〇）からは反魂丹役所より祈祷料の寄付があるなど、売薬業と深い関係があります。そこで現代語訳した部分の後にも、薬王菩薩像や浄閑墓所が伝来した経緯などが続いているのです。

この他、江戸時代に書かれたものは「越中旧記《えっちゅうきゅうき》」（江戸時代後期頃成立か）がありますが、内容は「松井屋書上」とほぼ同様です。では、あの有名な江戸城腹痛事件はどの文献に載っているのでしょうか。

実は、その文献は明治初年にならないと現われません。では、その頃書かれた「反魂丹由緒書《はんごんたんゆいしょがき》」（明治初年頃、富山県立図書館所蔵・反魂丹文書）から、江戸城腹痛事件の部分を見てみましょう。

正甫様が江戸へ参勤交代で登城された際のことです。出仕した大名の方々が控えていた時、腹痛を起こした方がおられました。そこでお持ちになっていた反魂丹をお勧めして服用されたところ、すぐに全快されたことから大名方は感嘆し讃えたのです。それ以来、各地の大名方から自分の国元へ売り広めるように懇願されました。このため、松井屋源右衛門らへ言い渡されて、反魂丹のほか二〜三種類の薬を追加して売るとともに、行商のための使用人も適切に選び、さらにまた役所より厳しい取り締まりを命じられたことから全国へ販路が広まり、富山藩の名産となったのです。

よく知られる内容ですが、別の部分では、反魂丹の伝来は天和《てんな》年中（一六八一〜八四）、正甫が反魂丹と出会ったのは元禄《げんろく》年中（一六八八〜一七〇四）と年代が記されているのです。そして江戸城腹痛事件も、同時期の「富山売薬履歴《とやまばいやくりれき》大綱《たいこう》」（明治三年、『富山売薬業史史料集』所収）では元禄年間としています。どうもこの頃から、反魂丹の起源について物語のように伝わっていた話が、実際の出来事として考えられるようになったようです。

今回紹介した話の内容の多くは、史実から離れたものといえます。しかし一方で「反魂丹伝説」は、富山の人々によって語られ、信じられてきたという歴史的な経緯があり、そこには別の価値が認められるのです。今後より一層、伝説と史実を区別しつつ、富山売薬の起源を考えていくことが必要でしょう。

ここでは資料に基づいて「浄閑」と表記しています。ただし現在では「常閑」と表記することが一般的です。

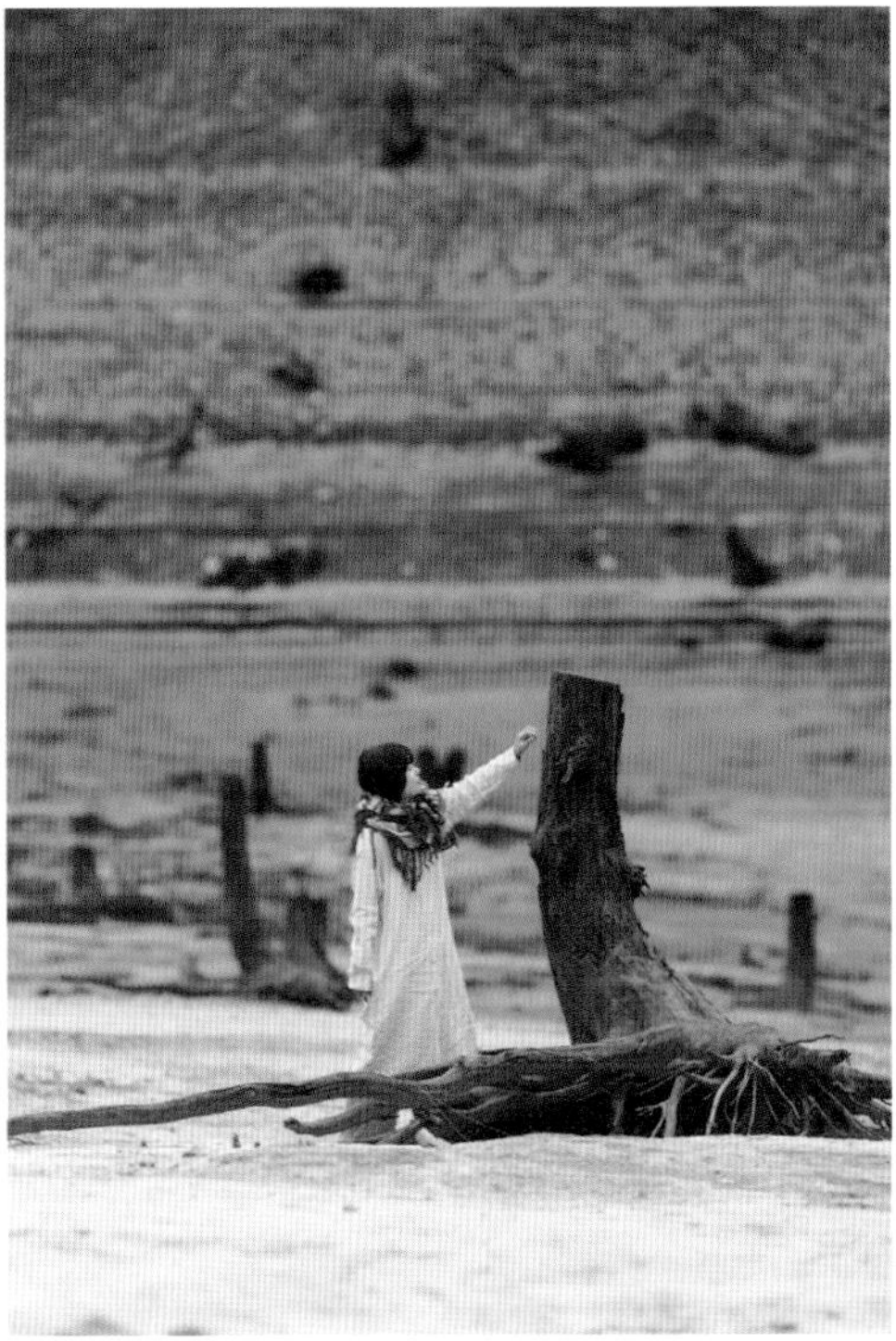
有峰湖

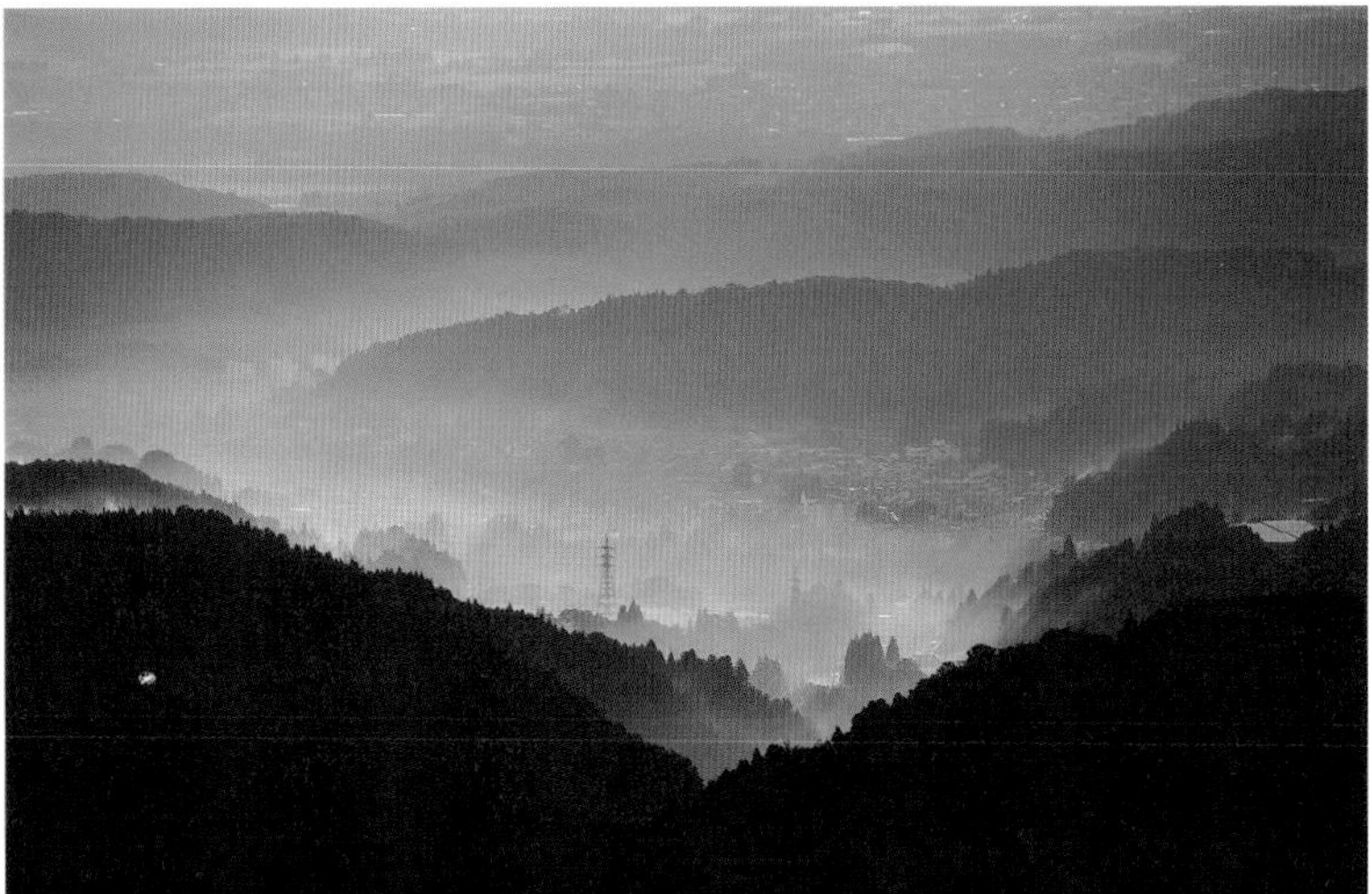
牛岳パノラマ展望台

富山売薬商と私

鳴海 章

小学一年生向けの雑誌の表紙が入学式で、ランドセルを背負った女の子、男の子の背景に満開の桜が描かれてあるのが同い年の私には何とも不思議だった。北海道十勝で四月といえば、窓の外はまだ雪と氷に覆われ、桜どころかネコヤナギも芽吹いてはいない。四月には内地（最近あまり聞かなくなったが、本州、とくに東京を指す言葉として十勝では使われていた）では本当に桜が咲くことを知ったのは、それから二、三年後か。あくまでもテレビのニュースなどで見たに過ぎず、生理的に納得できたのは大学生となって上京し、気温と湿度を肌で感じてからだ。

田んぼにもあまり馴染みがなかった。十勝で稲作が皆無というわけではない。しかし、ごくごく一部にかぎられる。三、四十センチまで伸びた青々とした稲の間を歩いたのは二〇〇三年六月、魚津市を取材したときが初めてになる。

当時、私は北海道に入植した祖父を小説にしようとしていた。祖父は魚津市島尻の生まれで、明治時代後半、七歳のときに一家で北海道に入植している。

初夏、満々と水をたたえ、きらきら輝く田んぼに見渡すかぎり青い稲が並んでいる風景の中にいて、私はようやく自分が日本史とつながった気がした。北海道は道南の一部をのぞいて明治になってから入植（不用意に開拓という言葉を使いたくない。太古からアイヌの人々が暮らしていて決して未開ではないから）が始まった。そのため稲作の伝播だの、平安や江戸だのいわれても他人ごとでしかなかった。それが初夏の魚津を歩き、さらに島尻の宗琳寺を訪ねて建立から百五十年以上と聞き、ひょっとしたら幼かった祖父が抱きついたかも知れない太い柱に触れることができたとき、土地、歴史と字義通り血のつながりを感じたものだ。

私には長年抱えていた謎があった。祖父は字が読めず、書けなかった。入植を決めた曾祖父もおそらく同じだったろう。ラジオなどない時代だ。それがどのようにして北海道への入植者募集を知ったのか。

「おそらく売薬さんに教えられたんでしょう」

魚津での取材先であっさりいわれた。

全国をめぐり、行く先々で一軒一軒を訪問してじかに人と会い、話をしている富山の売薬商がもたらす情報は、役所の公報や新聞とは比べものにならないほど信用されていたと想像する。生身の人間が酷暑、極寒、険しい山、海浜を自らの足で踏みしめ、そこに暮らす人々と言葉を交わしているのだ。

目で見て、耳で聞いて、肌で感じた売薬さん本人が今、目の前で語っている。これ以上確実な情報はあるまい。

祖父の家に行くと売薬さんの手土産である紙風船があった。ふくらませては無邪気に打ち上げた。まさかその紙風船が富山から北海道へ祖父を導き、私が生まれるに至ったなど、その頃は知る由もなかった。

（小説家）

置き薬と学問①

前田利保《としやす》と本草学《ほんぞうがく》

前田利保（寛政十二年〔一八〇〇〕生〜安政六年〔一八五九〕没）は、富山藩第十代藩主です。天保六年（一八三五）に藩主となり、藩政改革や国産奨励に努めるとともに、士風向上を図りました。一方で、様々な学芸に通じた多才な面を持っており、特に能楽を好み、富山城内にも能舞台を設けています。また、和歌・国語学・本草学などの学問にも秀でており、中でも本草学には熱心でした。

本草学とは、もともとは中国で成立した薬物学です。薬種は植物性のものが多いことから、「本草」と名づけられ、日本では江戸時代に最も研究が盛んとなりました。利保は、岩崎灌園《かんえん》、小野蘭山《らんざん》を師とし、江戸では、本草学の研究会である赭鞭会《しゃべんかい》の中心メンバーの一人となっています。また、さらなる研究のため、宇田川榕庵《ようあん》らを師として蘭学も学んでいるのです。

富山では、領内各地で薬草を採集し、富山城の内外に薬草園を設置するとともに、薬草・薬石をはじめ各地の物産品を集めた薬品会と名付けた展示会を開催しました。また、医師を集めて本草学を、近臣には蘭学を教授し、さらに薬種商らには、願いがあれば薬種の鑑定も行ったのです。

藩主を退いた後の嘉永年間（一八四八〜五四）、自らの本草学研究の集大成として『本草通串《ほんぞうつうかん》』を編纂し、続いてその図版編として『本草通串証《ほんぞうつうかんしょう》図《ず》』を版行しています。

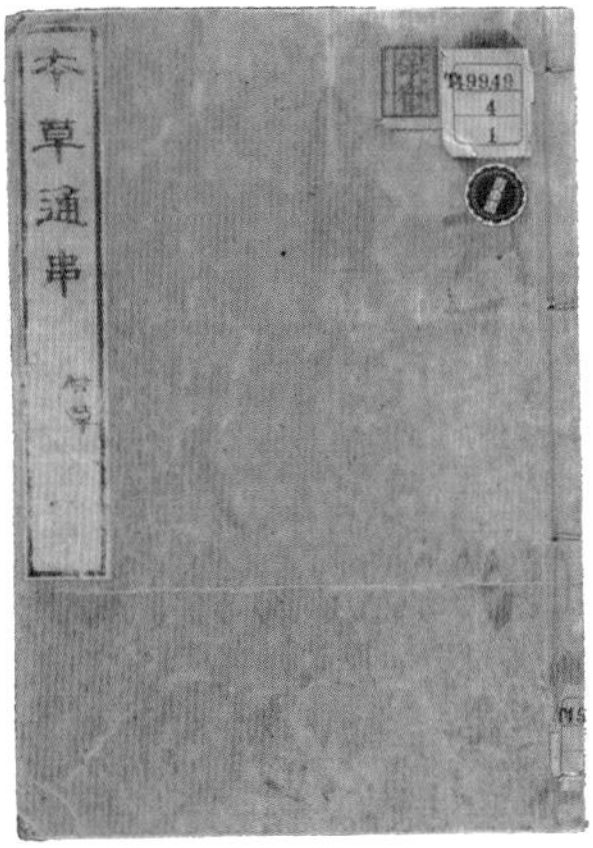

『本草通串』第１冊表紙

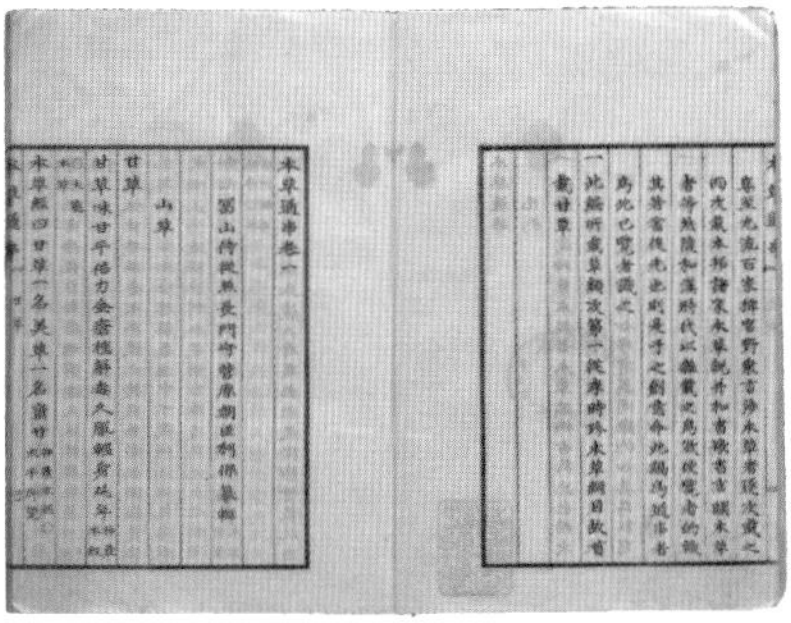

『本草通串』第１冊本文冒頭

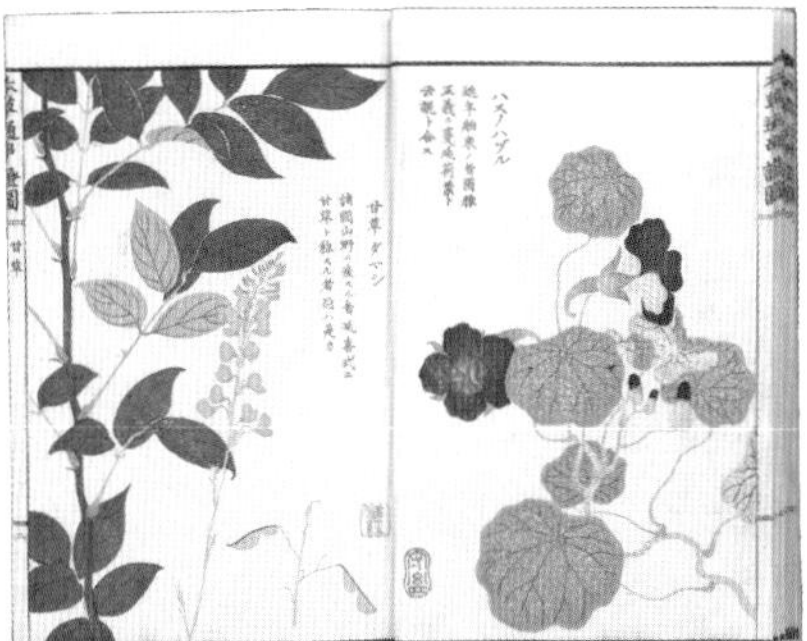

『本草通串証図』第１冊より
「ハスノハヅル・甘草ダマシ」

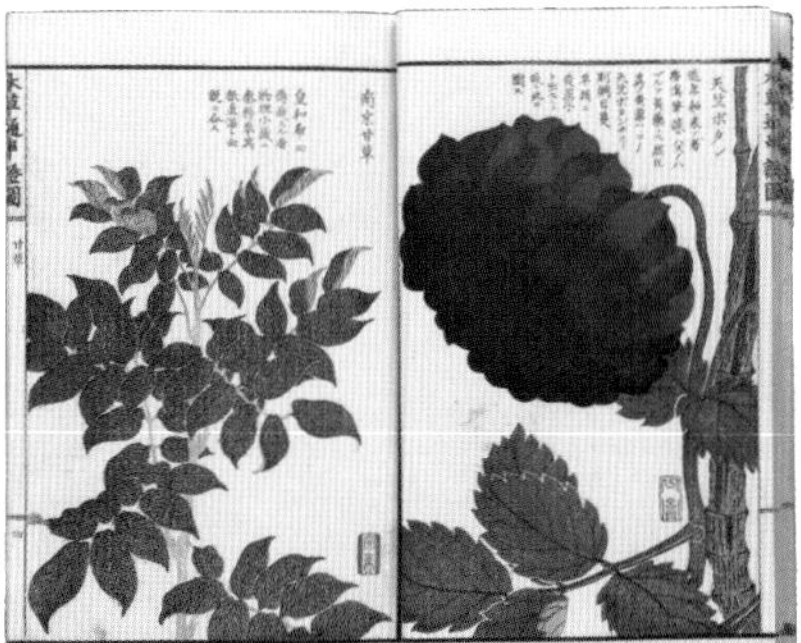

『本草通串証図』第１冊より
「天竺ボタン・南京甘草」

『本草通串証図』の各ページには、様々な植物が木版印刷によって刷り出されています。下絵は、富山藩の御用絵師である山下守胤、同勝胤、木村立嶽の３人とともに、守胤の弟子で町絵師の松浦守美が手掛けました。
『本草通串』、『本草通串証図』ともに、所蔵：富山県立図書館

残像

堀口すみれ子

いまの家に住む前、同じ葉山の一色に四年ほど借り家に暮らしていた時のことです。二方を道路にもう二方を麦畑に面している、坂の途中の住み心地の良い平屋でした。庭の続きが麦畑、玄関を開けるとこちらも麦畑が開け、道路に面している二方には小さな空き地があって、にわとり小屋があり畑がありました。戦後五、六年経ったわたしが五、六歳の頃の事です。両親と兄と夫婦者の爺やと婆やと犬一匹猫二匹の六人と三匹のくらしです。随分とのどかで、時間の過ぎるのが遅く一年が永く感じられたものです。坂の下の川は簗を仕掛けてうなぎを捕る人もいました。また、さあそろそろ寝なさいと、明かりを消した夏の夜、塀も門扉も網戸もない開け放しの家の中にほたるが紛れ込んでくる事があって、蚊帳の中に取り込んでいつまでも寝ないので叱られたこともありました。いま、そのあたりに行ってみると小高い丘の上と感じていた坂道は思っていたほどの急坂ではなく、二方に広がっていた麦畑はすべて戸建の家が建って往時を偲ぶよすがはありません。わたしのおぼろな記憶のフィルムを遡ると、青い麦畑の小道を鳥打帽を被った人が大きな風呂敷包みを背負い、確かな歩みで一歩二歩と地面を踏みしめながら登って来るのが見えます。その頃私はいつも退屈していました。「来た来た来たよー越中富山の薬売りが来たよー」と家の中に駆け込んだものです。不思議な事に薬売りのおじさんが帰って行く姿は記憶にありません。置いていって呉れた風船と一杯に詰め替わった薬箱が残っていました。北陸の富山から相州の葉山まで、一年に何度廻って来ていたのか、幼くて時間の観念の無い子どもには、めったに来ないおじさんでしたが、遠目にも特徴ある服装と歩みですぐに越中富山の薬売りのおじさんと知れるのでした。

父を中に両脇に兄と私と川の字に寝ていた部屋の箪笥の上に、富山の置き薬の箱が置いてありました。中には、兄と私の分の虫下しが沢山詰まっていました。あの頃の日本人のほとんどが回虫を宿していました。両親は回虫に大層神経質でした。月に一度、あるいはもっと頻繁に虫下しを飲まされました。子ども用に味が付いて飲みやすくなっていますがそれでもその飲み難さは、今でも口の中によみがえります。学校に行くようになり学校から虫下しが配られるようになっても、富山の虫下しの回数が減るわけでも無いのでした。

生まれて初めてバナナを食べたのはその頃です。母が沢山食べると疫痢になるとか赤痢になると云いながらアルコール綿で拭いてから兄とわたしに一本づつ渡しました。「おいしいでしょう、また明日」と、箪笥の上の薬箱の隣にバナナの房を置いて、両親は出かけてしまいました。座敷中プーンとバナナが良い香りを放ってます。「おい、あれを食べよう」と二つ上の兄は、箪笥の下の段を開け踏み台にして、やすやすと手が届いてしまいました。両親が帰らぬ内に早く早くと兄が三本わたしが二本ペロリと食べてしまいました。帰って来た両親の驚いたこと、あきれたこと。叱られる前にあわてて虫下しを飲まされました。果たしてバナナの食べ過ぎに虫下しが正解だったか判りません。

いまもバナナを見ると、自動的に兄、虫下しの味、箪笥の上の薬箱、青い麦畑を登ってくる富山の薬売りのおじさんがよみがえります。

（詩人）

置き薬と学問②

寺子屋《てらこや》

江戸時代において、小学校に相当する教育機関が寺子屋です。教授された科目は、「読み・書き・そろばん（算）」が中心でしたが、現代のような教育課程は定められていなかったため、学習内容は寺子屋ごとに違いがありました。その一方、学習内容の傾向については地方によって特色があり、富山県の場合、「算」を教授した寺子屋の割合が石川県や福井県よりも高く、また教科書も『商売往来《しょうばいおうらい》』などがよく利用されたことから、商業教育の性格が強かったといえます。その理由の一つには、盛んであった売薬業の影響もあるでしょう。

そして富山町で、最大の規模を誇った寺子屋が西三番町にあった小西屋でした。その始まりは、小西鳴鶴《めいかく》が明和三年（一七六六）に開いた漢学塾「臨池居《りんちきょ》」です。鳴鶴は書を善くし、後を継いだ有斐《ありなか》、有実《ありざね》、有義《ありよし》によって継承され、やがて「小西流」と称される独特の書体へと発展していきました。また有実や有義は、幕府の学問所である昌平黌《しょうへいこう》に学び、帰藩後、藩校広徳《こうとく》館《かん》の教官にも任じられています。

一方、有実が継ぐ頃になると、富山町は売薬を中心とした商業活動が盛んになっており、庶民の商業教育の必要性が高まっていました。このため小西家の塾も次第に寺子屋の性格を強めていき、小西屋と呼ばれるようになったようです。近代の小学校制度が実施される以前、富山町人の子弟の多くは小西屋に入学し、北陸随一の規模を誇ったと伝えられ、門弟の数は男女合わせて数千人に及びました。近代学制が公布されると、小西屋は私立小学校に内容を変え、明治三十二年まで存続しています。

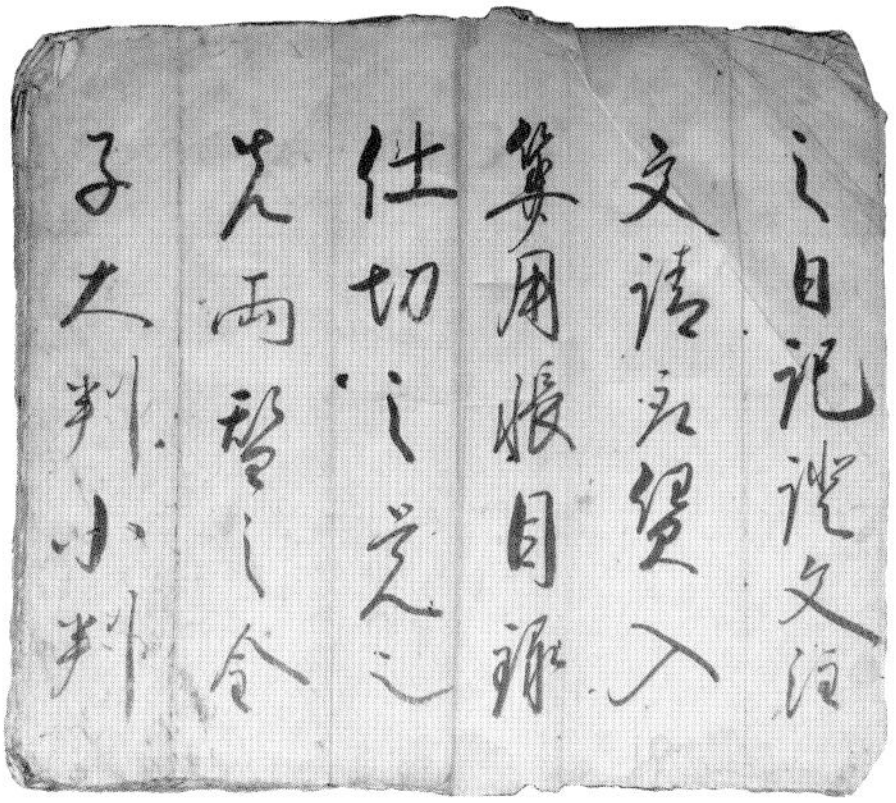

『**商売往来**』（所蔵：富山県教育記念館）

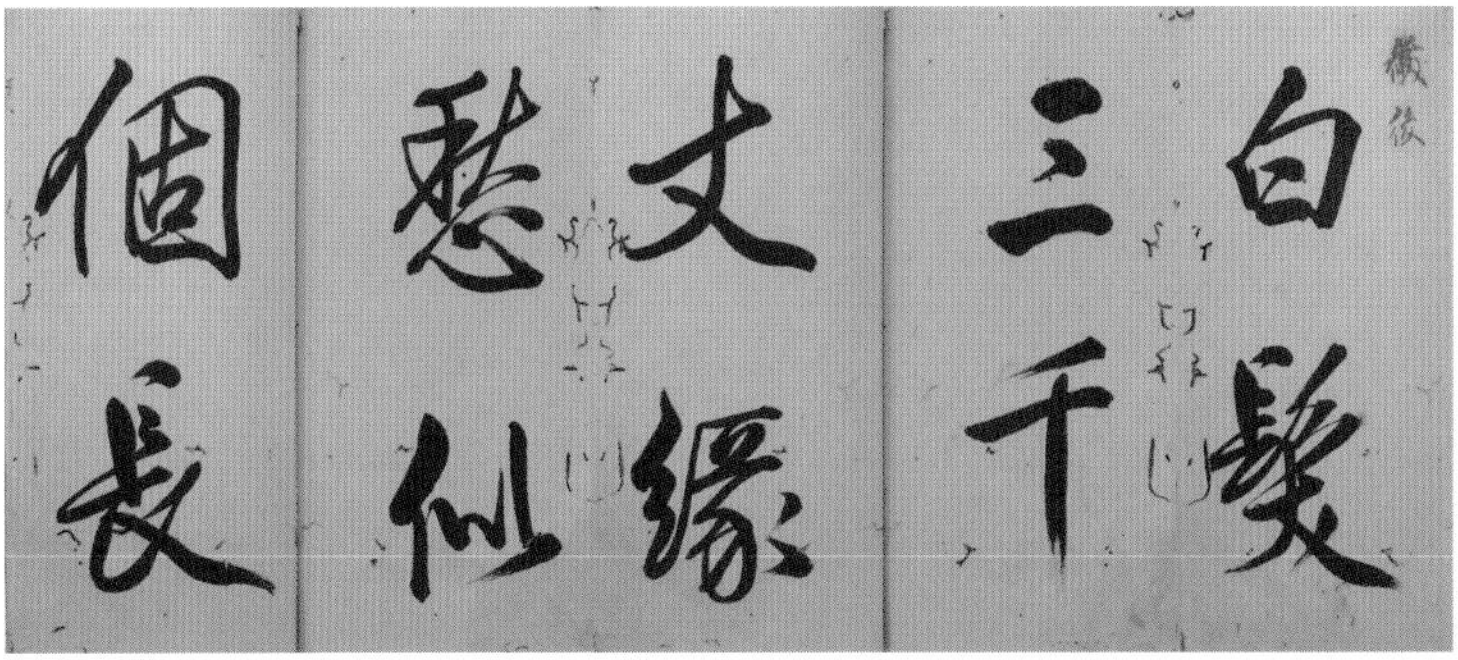

『**小西達二帖**』（所蔵：富山県立図書館）
有斐が書した習字の手本。写真は、李白の漢詩「秋浦歌」を記した部分。

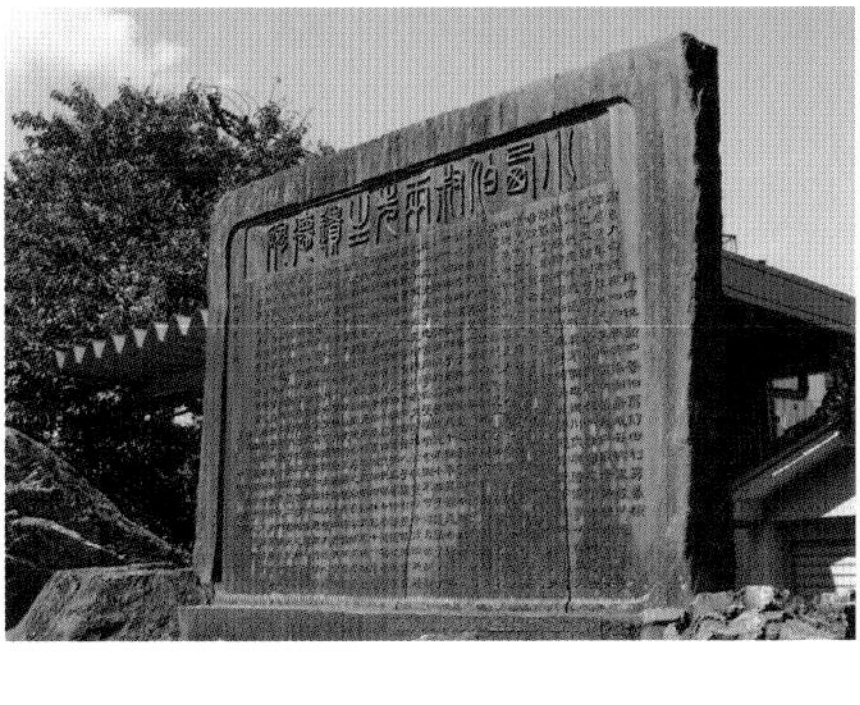

小西有実・有義両先生遺徳碑
有実と有義の遺徳を慕い、柳町の於保多神社（旧富山天満宮）境内に、門弟たちによって石碑が建立された。

富山の置き薬と漢方医学

杉本耕一

私が子供だった頃の昭和四十年代初めの静岡県の藤枝では既に置き薬の伝統はなかった。それでも文房具などは御用聞きの訪問があり、絵を描いては使った帳面を補充してもらっていたことを今も思い出す。当時はこの様な補充型の商売がまだ一般的であったと思われるが、富山の置き薬が単なる補充と異なるのはどんなところであろうか。訪問は年に一、二回であるが、滞在時間は短くて数十分、長ければ宿泊という割と濃密な関わり方がまず挙げられる。また直接に生活の場に赴いて使われた薬をチェックし懸場帳で長期的な管理をする事により、それぞれの家族の健康状態を効率よく把握していたと想像される。

現代の医療では専門分化が進んでいるために高齢となって種々の訴えが出てくると複数の診療科を受診することとなり、それぞれの医師から薬が処方され副作用予防の胃薬などが加わったりすると瞬く間に内服薬が十種類以上となることが珍しくない。また、検査データの正常化、起こりうる重大な病気の予防を主眼として処方がなされることも多く、症状が出た時のみ使う置き薬とは根本的にあり方が異なっている。更に処方した医師が患者さんの生活の場に行く機会はほとんどなく、実際の薬の内服状況を知る手段は乏しい。翻って富山の置き薬のシステムで感心するのは、生活の場で実際に使われた薬の種類と量を確認しつついろいろな話をして個々の家族の生活・病歴を知るという双方向性である。また、遠くから来て広範な場所に出掛けるという困難さを、新しい情報を運ぶ、それでお客さんも売薬さんと話をしたがるという積極的な役割に転換している点も画期的であり、これが置き薬というシステムに独特の奥行きを付与していると思われる。

江戸時代から続く富山の置き薬は漢方薬がベースになっている例が多い。分析的な西洋医学に対して、漢方医学は心身を一つの全体として捉えた中で個々の症状を把握するため処方は一、三種類までに留まる。現在、病院で処方される漢方薬は主にエキス製剤といって抽出液を濃縮・乾燥して顆粒状としたもので防湿性の高い包装に密封されている。この様な方法がなかった時代に、年に数回の補充で品質を保つだけの製剤技術は非常に高かったと想定される。そして形態は少し異なるとしても現代の漢方エキス製剤は、その理念も含めて富山の置き薬を引き継ぐ部分があると思われ、その長所を現代医療の中でも活用していきたいと考えている。ただしこの様に考える反面では、本物の富山の置き薬が似合う様な「家族が一つになった生活の場」は現代ではほとんど失われてしまったという郷愁に近い思いがして、かつては置き薬が家族の安心の中心にあったことを強く感じた。

（内科医）

置き薬と学問③

中田高寛《たかひろ》と下枡《したます》

江戸時代後期になると、近江《おうみ》（滋賀県）や大和《やまと》（奈良県）、田代《たじろ》（佐賀県）など、富山と同様に配置販売方法を取り入れていた他国売薬との競争が激化します。この競争の中、富山町から新しい生産技術が生み出されました。それが和算家中田高寛（元文四年〔一七三九〕生～享和二年〔一八〇二〕没）による製丸器（丸薬製造用具）――下枡*の発明です。

高寛は、富山藩士の子として富山長柄町に生まれました。号を文敬《ぶんけい》といいます。幼いころから和算《わさん》（日本古来の数学）を好み、江戸で修学して関流和算の特別伝授を免許された後、富山に帰り御坊町（現、桃井町）で算学塾を開きました。

下枡は、丸薬の成型を行う道具で、真鍮《しんちゅう》製の製丸器部分と木製の台座部分から構成されています。下枡が開発される以前、丸薬は、調合した生薬をうどんのように練り合わせ、それを爪でつまんで切り、さらに手の中で丸める「爪切り」という方法で成型していました。しかし、この方法では丸薬の大きさは不揃いとなり、また成型に時間もかかってしまいます。この状況を見た高寛は、和算を応用し、いろいろ工夫した末に下枡を発明したのです。

この発明によって、均質な丸薬の製造が可能となっただけでなく、短時間で製造することができ省力化が図られました。このため高寛は、「我が国の丸薬製造に一大光明を与えた売薬界の恩人」と称えられたのです。そして下枡は、その後の丸薬機*開発へと続く、まさに大量生産への道を開くものとなりました。このほかにも高寛は、金属製の篩《ふるい》を発明したといわれます。

＊上巻 84 頁に紹介があります。

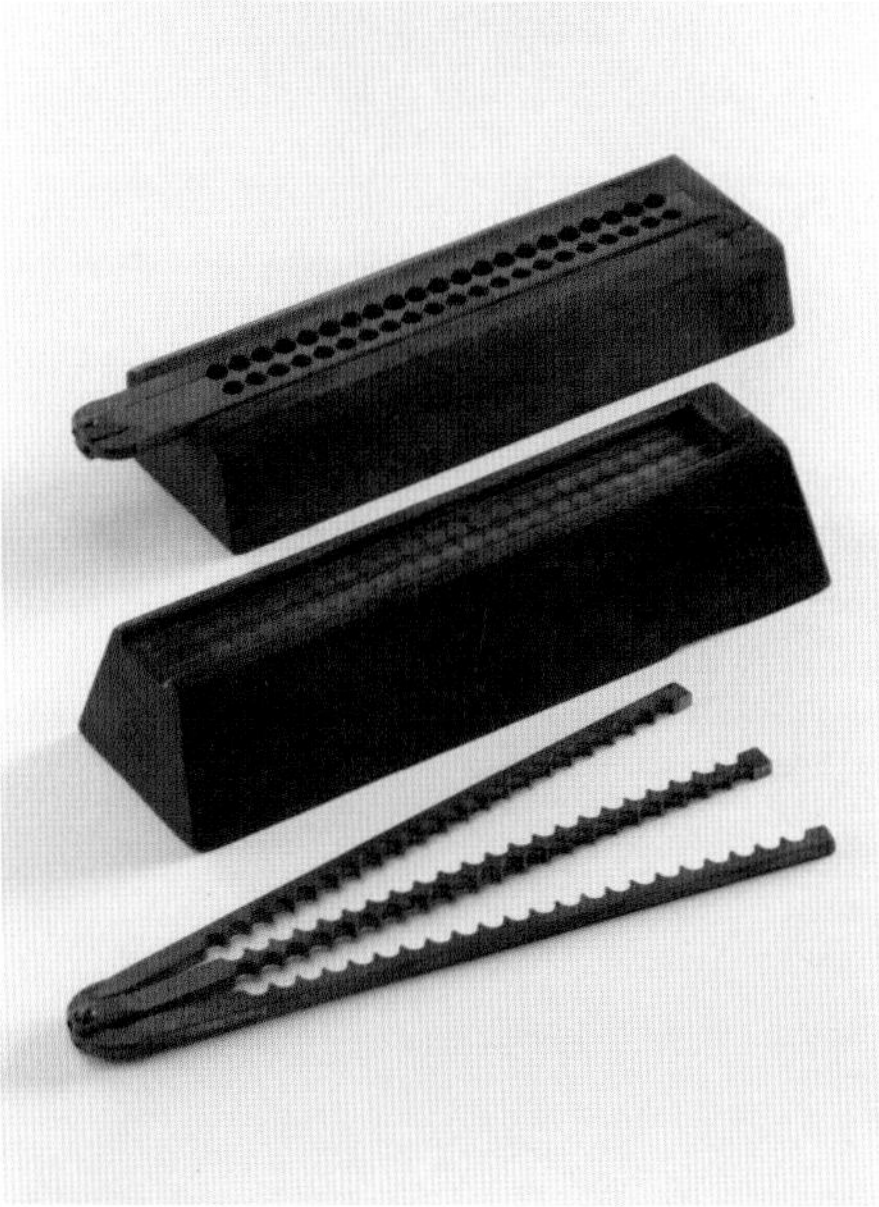

下枡（所蔵：富山市売薬資料館）

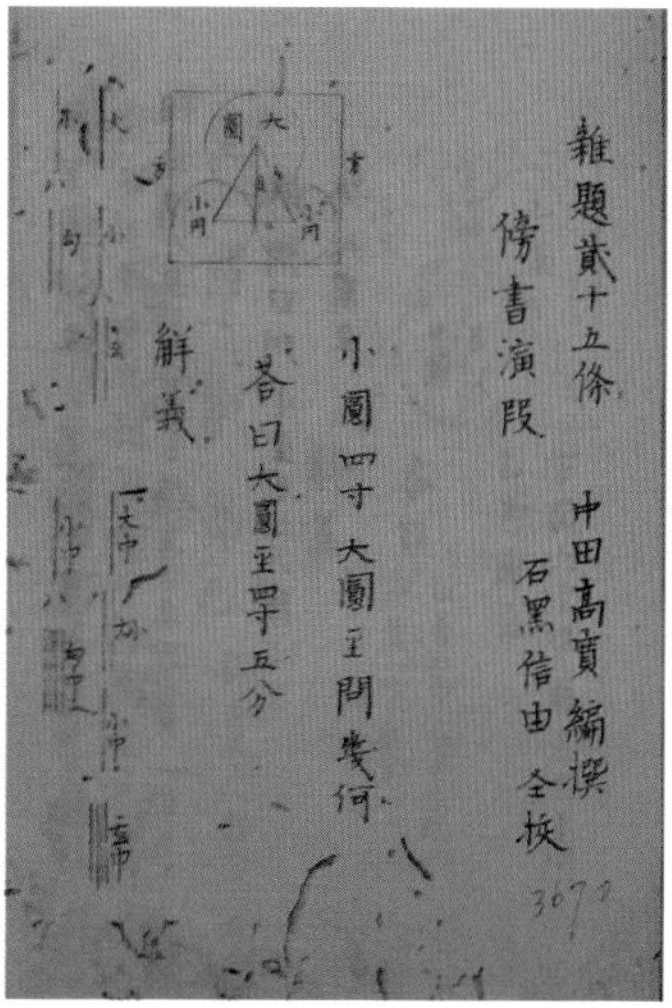

雑題貮十五條

傍書演段

中田高寛編撰

石黒信由仝挍

小圓四寸大圓至問幾何

答曰大圓至四寸五分

解義

『雑題弐十五条』の冒頭部分（写本）
（所蔵：高岡市立戸出図書館）
この書は、中田高寛の数多い著書の一つで、和算の問題集です。

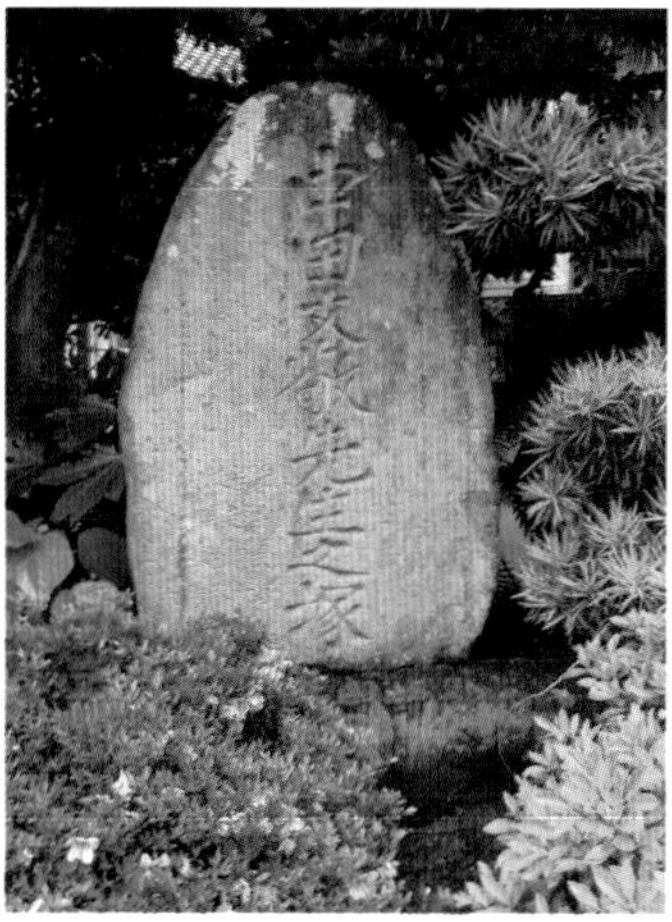

極楽寺の「中田文敬先生之塚」（富山市梅沢町）

和算は、実用から離れた趣味的なものと考えられがちですが、江戸時代の和算家たちは和算を「実学（＝技術）」の基礎と考えていたようです。そこで、さまざまな技術にまで手を広げた和算家もおり、高寛も和算を社会の役に立てたいという思いから、下枡の開発に取り組んだのではないでしょうか。

薬箱　宝箱

平岡淳子

木製の箱を開けてみると
銀色のピンセットが立っている

手のひらに刺さった棘を
母が目を凝らして抜いてくれる

白い包帯は一番の憧れで
くるくる巻かれたものをほどき

またくるくると戻しては
怪我をしたいと真面目におもう

お腹が痛くなったときの
黒い豆粒のような苦いくすりは

蓋を開けただけで匂いが
部屋中に満ちて効き目ありそう

箱の中のいくつもの小箱
ひとつひとつが神秘的にみえる

こどもの頃は病はどこか
知らない国からやってくる使者

転んだってだいじょうぶ
赤チンを塗ってくれる母がいて

ちちんぷいぷいの優しい
母の甘い声がおまじないを唱え

うっとりと病人になって
瞼をゆっくりと閉じた頃に母が

富山の薬売りの話をする
繰り返し何度もきいたその話は

折りたたまれた紙風船に
空気を吹き込むようにときどき

雨の日の寝室で思い出す
わたしの富山の風景は暖かくて

（詩人）

富山の置き薬に使われる生薬①

熊胆《ゆうたん》

熊胆は「反魂丹」に配合される重要な生薬で、ツキノワグマやヒグマの胆汁を乾燥したものです。通常、胆のうに入った形で流通しています。延喜式（九二七年完成）の「諸国進年料雑薬」に越中国から朝廷に納められた生薬として熊膽（クマノヒ）の記載があり、古来富山県のものが有名でした。反魂丹の薬方を富山藩に伝えたとされる岡山藩医の万代常閑は、自藩での反魂丹製造のために立山産の熊胆の入手を望んだと言われています。熊胆は、胃の痛みを鎮め、胆汁の分泌を促し、炎症を抑え、小児の疳の虫を治すなどの効果があり、様々な置き薬に配合されてきました。

しかし、絶滅のおそれのある野生動植物の種の国際取引に関する条約（ワシントン条約）で熊胆の商取引が制限されているため、現在は他の動物の胆汁に代わってきています。熊胆はタウロウルソデオキシコール酸などの胆汁酸を含有しますが、動物の種類によって胆汁酸の種類や組成が異なるので、薬効が若干異なるかもしれません。

（小松かつ子 記）

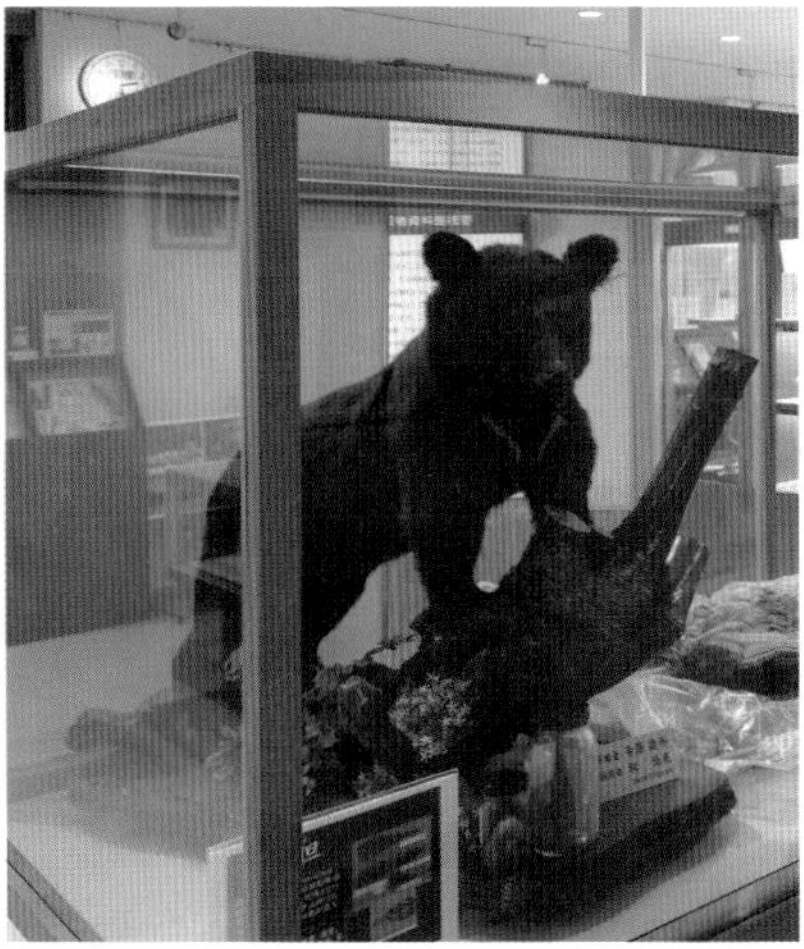

ニホンツキノワグマの剥製

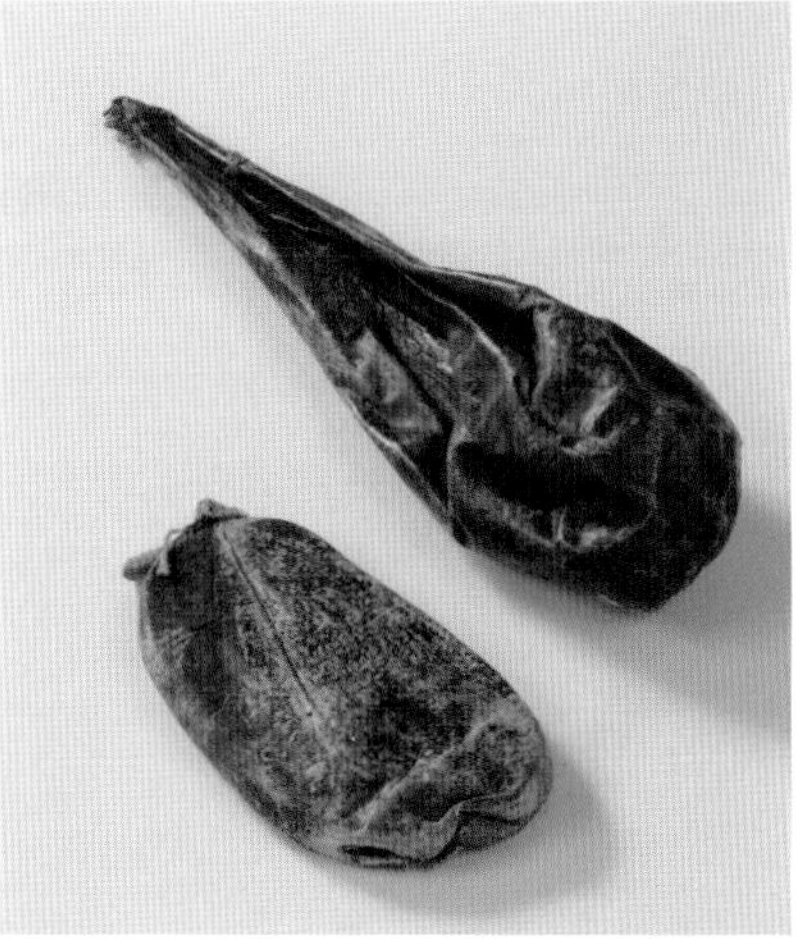

熊胆（*Ursus arctos* L. 又はその他近縁動物の胆汁を乾燥したもの）

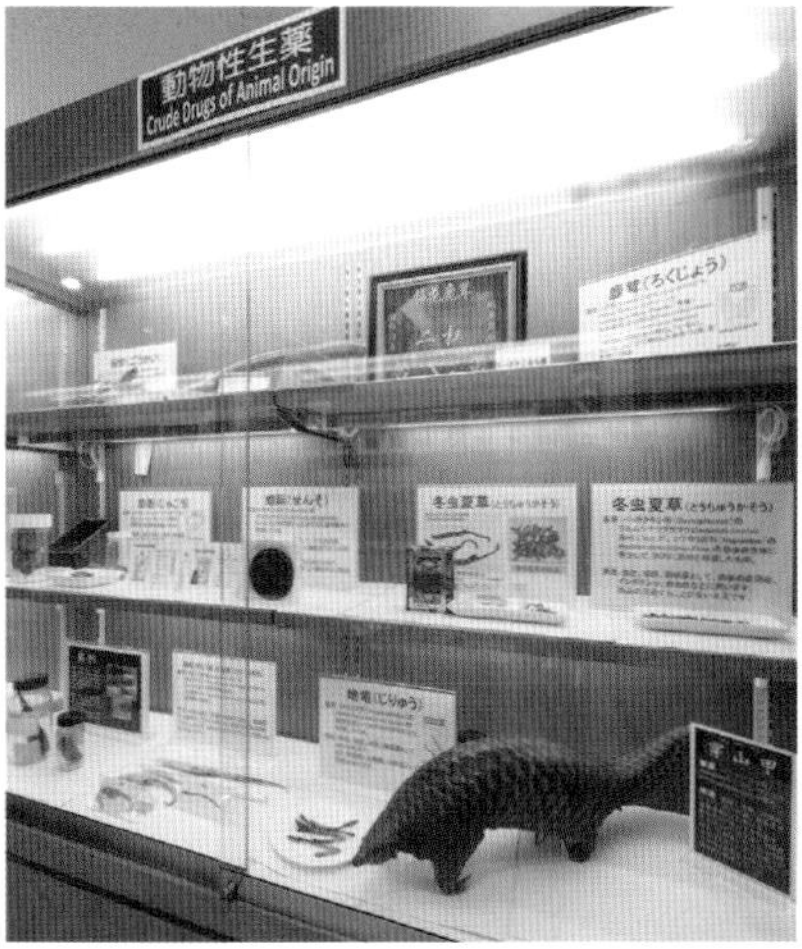

動物性生薬の展示棚

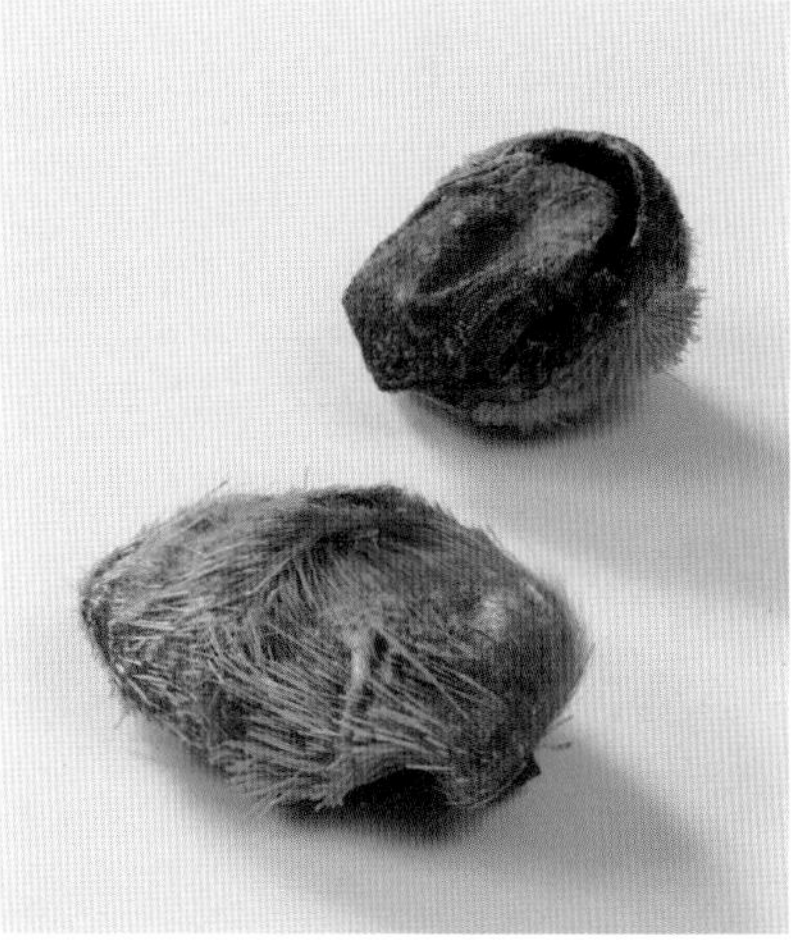

麝香（ジャコウジカの雄のにおい袋に溜め込む麝香腺分泌物、興奮、強心、鎮痙、鎮静、解毒薬とする）

山村プラザ

土田直敏

私が育ったのは丹波の最北端、東西に山が迫る戸数三十戸ばかりの山村である。

隣村では山と山に物干し棹をかけて洗濯ものが干せると自嘲していたが、こちらはそれほどではなく時折、雉の鋭い声が山々に谺していた。江戸時代には鉱山があり、天領として栄えたと伝えられる。村の入り口に半鐘台と農作物を集荷する掘建て小屋があって、村のプラザという趣であった。

満州事変と日中戦争の中間ぐらいの昭和初期。このプラザにトラックが訪れようものなら重大ニュース、村中の子供達が全員集合。珍しさに車体の隅々まで覗きこむ始末だった。その頃、山村プラザは文明文化の入り口だったのである。

とある日、濃霧をかき分けるようにして現れたのが、赤と金のモールもきらびやかな明治の軍装をした乃木将軍よろしき小父さんだった。

当然のように村の子供達が総出動。乃木将軍は紙製の角風船に息を吹き込みポーンポン、空中にはじいて見せる。子供達に風船をプレゼントして村の一軒々々を訪ね歩く。子供達は将軍を先頭に一列行進。

各家には台紙に数々の小袋をとりつけた常備薬入れがあって、不足分を補充していた。越中富山の薬売りさんだったのだ。一軒が終わるとまた次へ。子供達も将軍に従い一列行進。わが家の居間には茶箪笥があって、ミニ引き出しがびっしり。これが薬入れで各引き出しに古い書体の薬名が書いてあった。薬を補充し全戸を回ってバイバイ。乃木将軍はこの一度だけ。翌年からは和服姿のフツーの小父さんが背中に柳行李を背負って来訪。全戸を回り同じ作業をなさっていた。

私は、やれ腹が痛いと言っては「ナントカ丸」を飲まされ、やれ遊び先で膝をすりむいたと言っては「ホニャララ軟膏」を塗りこまれた。こうして富山の薬に支えられて育ったが、難しい漢字が苦手なので薬名をほとんど覚えていない。覚えているのは「征露丸」だけ。当時、村には自転車さえ珍しく、ちょっとした買いものでも街まで歩いて十八キロだから、富山の薬売りさんは大助かりだった。

大戦末期の昭和二十年六月。学徒動員先の造船所学生寮に「ショウシュウレイジョウキタル、スグカエレ」なる電報を受け、直ぐに帰郷する。翌朝、プラザで日の丸の小旗を持った村民の前で直立不動、敬礼。「お国のため、元気で行って参ります!」とあいさつ。萬歳、萬歳に送られ、歩いて国鉄駅へ。京都伏見の連隊に入営した。

いま、山村プラザにはバス停が設けられ、日に何台かの定期バスがやってくる。しかし、村の子供達はもう誰も集まらない。

(漫画家)

富山の置き薬に使われる生薬②

黄連《おうれん》

黄連は反魂丹をはじめとして様々な置き薬に使われ、また漢方薬にも配合される重要な生薬です。平安時代の延喜式には加賀国・能登国から朝廷に納められた生薬として黄連（カクマクサ）の記載があり、さらに江戸時代には「加賀黄連」が品質良好なものとして有名でした。熊胆の項で紹介した万代常閑は、黄連の入手も求めたとされています。

日本の黄連の基原植物はキンポウゲ科のオウレンで、葉の形状によりキクバオウレンとセリバオウレンに分けられます。加賀黄連はキクバオウレンの根茎ですが、現在は生薬としての流通はなく、日本産黄連は福井県などで栽培されているセリバオウレンの根茎です。一方、漢方薬の原料生薬には専ら中国で栽培されている同じ仲間の別種（*Coptis chinensis*）の黄連が使われます。

黄連は健胃、鎮静薬として、腹痛、嘔吐、下痢および精神不安に応用します。含有成分のベルベリンなどには、抗菌、止瀉、抗炎症作用などが報告されています。ベルベリンを含有する生薬には他に「黄柏《おうばく》」があり、これも置き薬に使われます。

（小松かつ子 記）

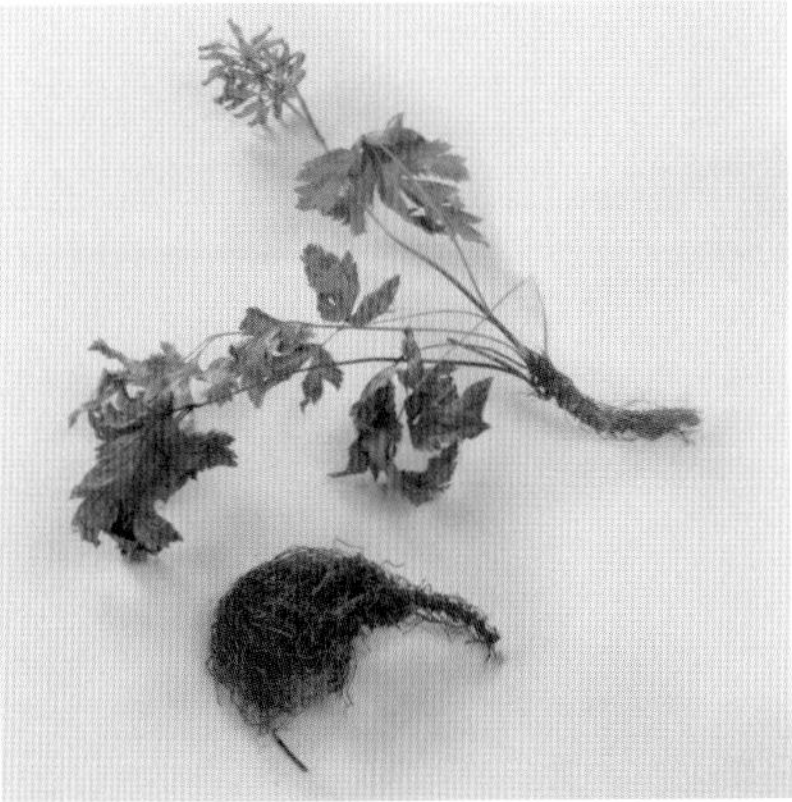

キクバオウレンの乾燥品

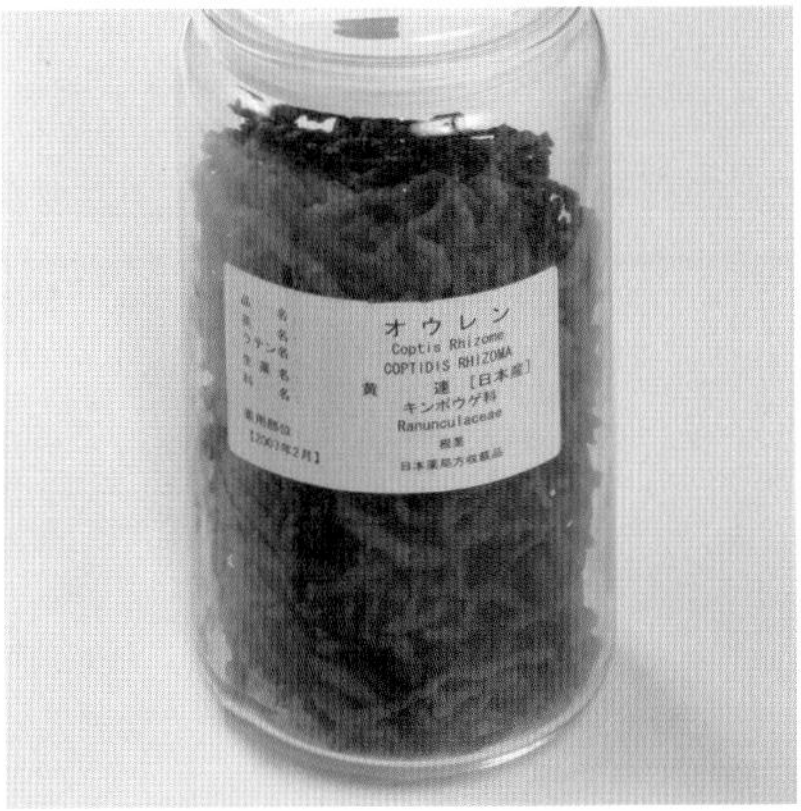

黄連（日本産）
オウレン *Coptis japonica* Makino
生薬はセリバオウレンの根茎

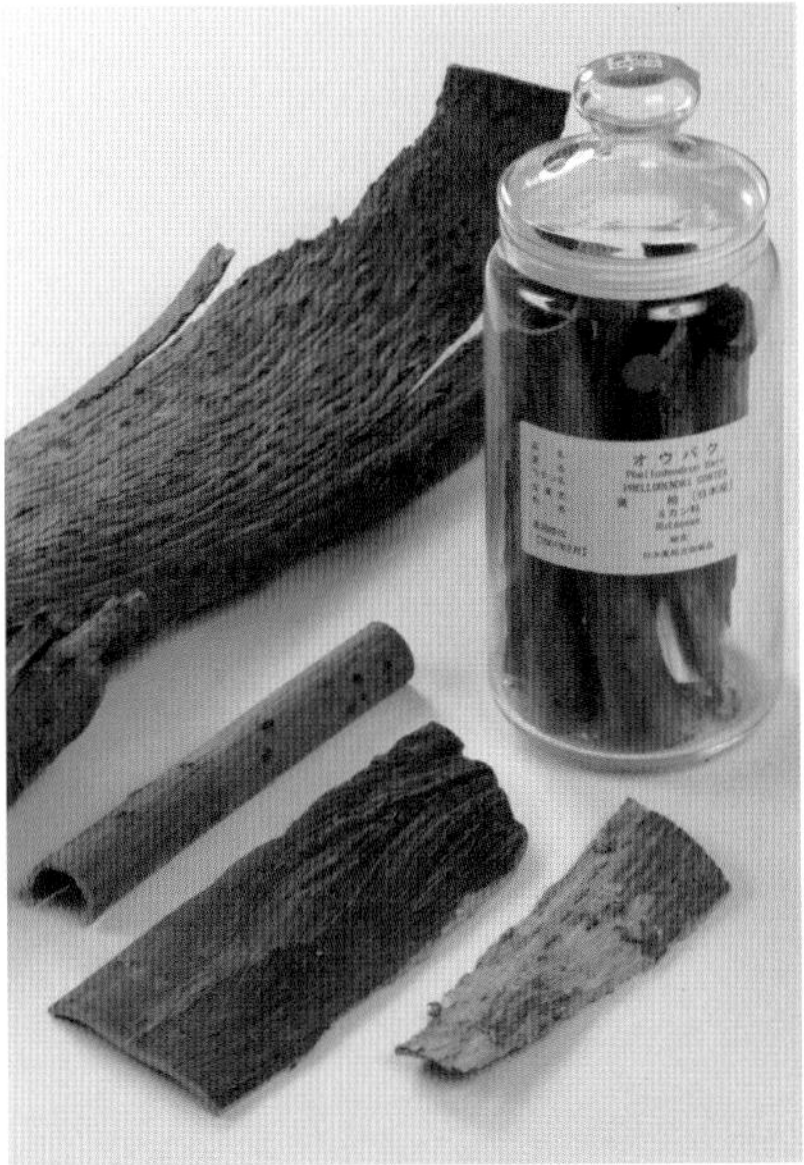

黄柏（日本産）
キハダ *Phellodendron amurense* Ruprecht の樹皮

フェアネス

絲山秋子

小説家になる前はメーカーの営業で、システムキッチンやユニットバスを売っていた。だから少しだけ商売のおもしろさを知っている。嬉しいことより面倒くさいことの方が多かったかもしれない。お客が作り出すストーリー（物語）は無限だからだ。「あの店でこんないい買い物をした」というのもその一つだ。買い手の満足は、売り手に大きな喜びを与えてくれる。一方でクレームにもストーリーがあって、それを無視した謝罪や説明に効果はない。

商売には正解がない。だからこそ売り手と買い手はお互いにフェアであることを目指すのだ。しかしこれはなかなか体力と忍耐力のいることである。

今年は中止になってしまったが、私は群馬の敷島公園という場所で行われる「本の森」というイベントに毎年出店していた。参加する本屋は多いときで十数軒だろうか。ゆったりした黒松林のあちこちにテントを建て、テーブルの上に本箱を並べて店を開く。一箱古本市やブックマルシェのようなイベントだ。五月の気持ちのいい時期なのでお弁当を作り、犬も連れて行く。

私はそこで自著や読み終えた私物の本を売っていた。

まっさきに売れるのは純文学作品のなかでも玄人好みと言えるような本だ。買い手にとって

「作家の蔵書を買いとった」というストーリーがぴったりはまるのだと思う。二日目になると売る本がなくなって、手放す予定ではなかった本も出す。売りたくない本ほどよく売れる。そして私が惜しがる姿を見てお客はとても喜んでくれるのだ。

毎年、このイベントに出るたびに思うことがある。本を売り買いしながら旅の暮らしがしてみたい。書店の駐車場や道の駅で車中泊しながら全国の読者に会いに行く絲山キャラバン。軽バンなら持っている。ソロキャンプのスキルもある。古物商許可の申請はまだできていない。でもいつか実現したい。

そんな野望を持つ私は、実際にはまだ会ったことのない富山の売薬さんに敬意とロマンを感じるのである。先代からの長いおつき合いの顧客のもとへ毎年遠くからやってくる旅の商人。扱うものが常備薬というのも、富山の人のきちんとしたイメージに合っている。

商売で、品質や価格と同じくらい大切なことは買いやすさだ。品揃えやサービスだけではない。システムとデザイン、つき合いの長さや安心感、もちろん人柄や相性もある。つまり買いやすさとは信用のことだ。

私が富山を訪れるようになって十年になる。最初は小説の取材だったが、その後も仕事にめぐまれ、すっかり気に入ってプライベートでも出かけるようになった。たくさんの人と知り合うなかでわかったことがある。富山の人は自分が信用されることと同じくらい、もしかしたらそれ以上に、自分の方から相手を信用することを大切にしている。もちろん簡単なことではないし、見極めは慎重だがこれこそがフェアネスではないだろうか。薬箱を配置して使われた分だけ集金するというすぐれたシステムも、お客を信用していますよと体現するところから生まれたのだと思う。

（作家）

富山の置き薬に使われる生薬③

センブリと胡黄連《こおうれん》

「良薬は口に苦し」を代表する生薬が、健胃、整腸薬とされるセンブリ（当薬《とうやく》）です。この生薬には反魂丹に配合される「胡黄連」と関連して有名な話があります。富山の反魂丹製造は江戸時代に始まりますが、その基の処方は中国の金代に著された『儒門事親《じゅもんじしん》』に収載されている「妙効十一丸」です。この丸薬には日本で入手困難な生薬が配合されており、その一つがヒマラヤ原産のゴマノハグサ科植物の根茎に由来する「胡黄連」でした。当時は中国から『証類本草《しょうるいほんぞう》』などの薬物書が伝わっていたので、その形態や効能を付図とともに参照できました。ある学者はこれをセンブリと誤って判断したため、センブリが「和の胡黄連」として反魂丹に配合されるようになりました。しかし、胡黄連は解熱、解毒、鎮静薬とされる生薬ですから、センブリとは薬効が異なります。この誤りに気付いていた学者もおり、胡黄連とセンブリがともに反魂丹に配合された時代もあります。この出来事により、センブリの使用が広まったということです。

（小松かつ子 記）

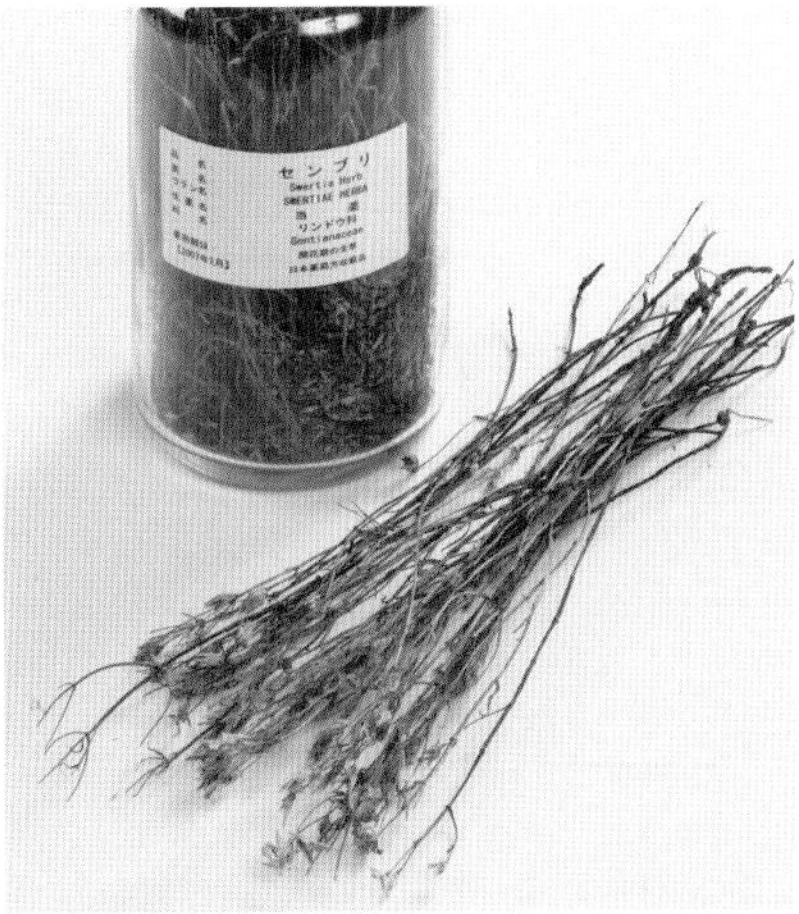

センブリ（当薬）
センブリ *Swertia japonica* (Schult.) Makino
の全草

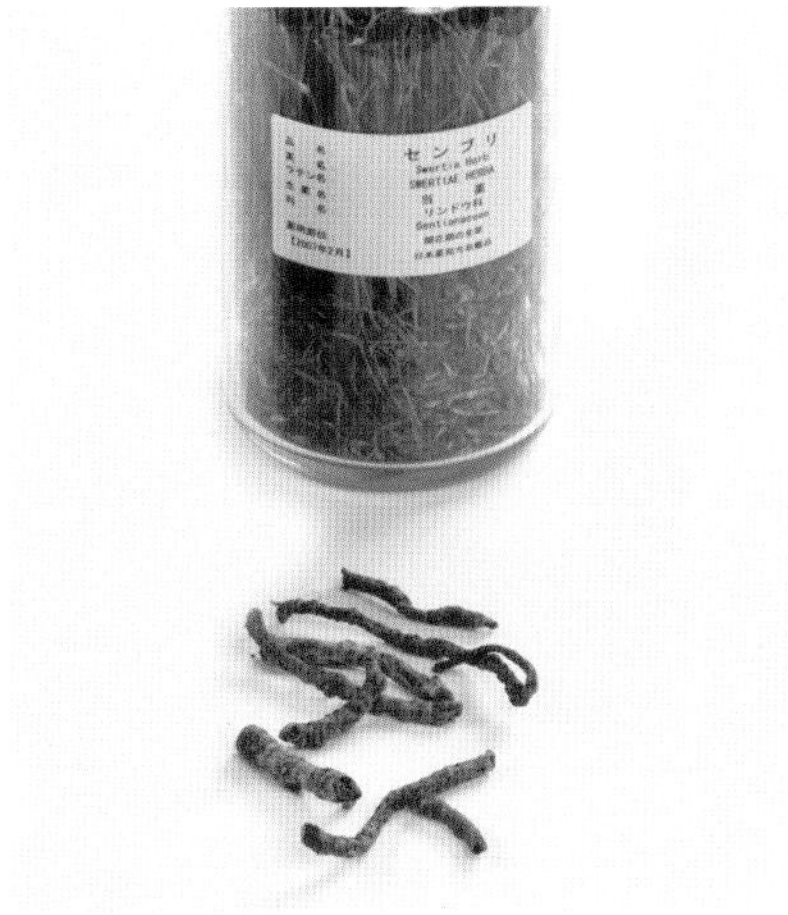

胡黄連（Kutuki）
Picrorhiza kurroa Royle ex Benth. または
P. scrophulariiflora Pennell の根茎

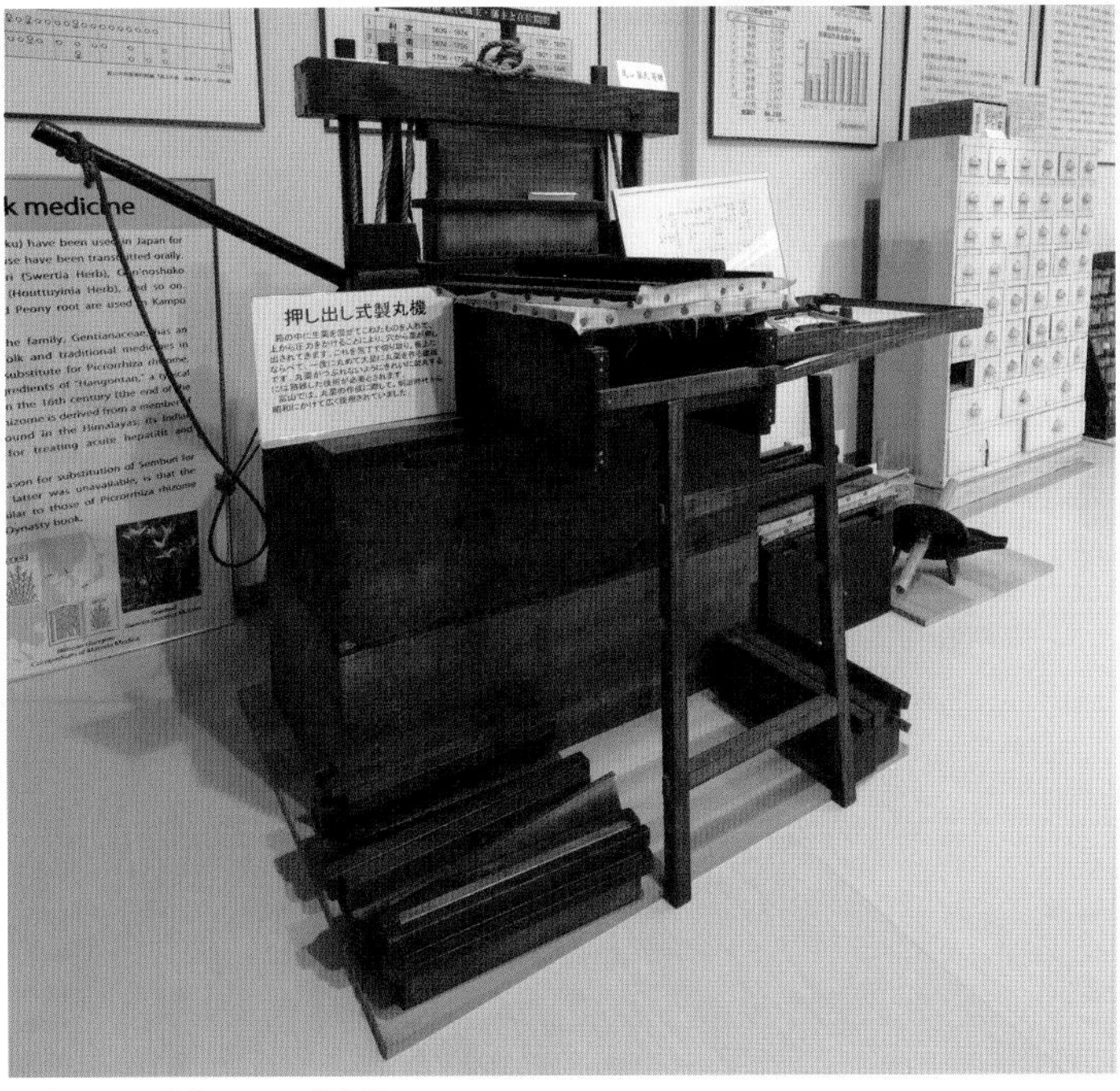

反魂丹などを製造していた製丸機

ポストコロナの薬売り

宮内孝久

物心が付いたころ都内から郊外の新興住宅地に転居し、伝統の置き薬とは縁のない地域で育ったが、ひょうきんな小学校教師が歌ってくれた「富山の薬売り」が今でも蘇る。「越中富山の反魂丹」を全く知らない代わりに「鼻くそ丸めて黒仁丹」「越中富山のアンポンタン」という替え歌が少年の頭に刷り込まれた。唱歌「ふるさと」の「兎追ひし」を「美味しい」と無意識に覚えた僕は、アンポンタンをお菓子だと思い込んでいた。薩摩人の祖父がボンタンアメを何時も持っていたからだと思う。それにしても六十年前に一、二回しか聴いていないこのキャッチコピーを瞬時に思い出させるとは卓越したブランドだ。

江戸時代、この国で話されていたことばは日本語といえども地域ごとの発音、アクセントやボキャブラリーは千差万別で現在のイタリア語とスペイン語の違い以上だったのでは、と想像する。薬売りは母語である富山弁を一方的に話し、訪れる家々で歓迎され珍しい土産話に子供たちも耳を傾けたに違いない。政治ネタからゴシップ、流行歌や健康など様々な情報に通じていた話術の達人であるとともに、情報収集にも長けていた。置き薬箱は顧客情報の宝の箱だが、当時の富山藩は全国津々浦々に張り巡らされたインテリジェンスネットワークをどのように活用したのだろうか。

富山の薬売りは商社マンの原点だ。僕の入社は、三菱商事が「時差は金なり」（一九七七年）

を出版した時期と重なる。その頃は、朝仕入れたテレックス情報が新聞報道より断然早く、それを整理し解説を付け、顧客に出向くと歓迎された実に牧歌的な時代だった。又、昭和、平成の商社マンは怪しい英語を操りメイドインジャパン製品を担ぎ世界中を歩き回った。英語はアメリカや英連邦の国々だけの言語ではなく世界の共通語であり、それぞれの地域訛りを尊重すべきだと確信し、僕はジパングリッシュ（造語）で仕事をした。江戸時代の越中商人は富山弁を堂々と使いながら渡り歩いたのであろうが訛りは味があっていいもんだ。身内には警戒感を持ち慎重になるが、適度に親しいよそ者に対しては口が軽くなる。ビジネスマンは人から嫌われず相手に自分の主張を伝え、相手を理解しようとするグッドコミュニケーターとなり、整理、解決、相談という付加価値をつけ商売に結びつけねばならないが富山の薬売りはお手本そのものだ。

さて、新型コロナウイルスの襲来は黒船、悲惨な敗戦に並び日本にパラダイムシフトをもたらし、デジタル化が二十年遅れた日本も大分追いついた。企業の在宅勤務もオンライン式授業も不承不承でやってみたら結構いける。医療分野では遠隔診療が解禁され、ブランド戦略家でインテリジェンスの達人である越中富山人にチャンス到来だ。僕の提案は遠隔相談ビジネス「越中富山のオンライン」。顧客のスマートウオッチ、いや、スマートブレスレットやネックレスに埋め込んだセンサーから顧客の血圧、脈拍、血糖値などを富山に集めデータ解析する遠隔診療と老人から思春期の若者までの健康とメンタルケアーを担う。CMソング「越中富山の反魂丹」を着信音にし、ソフトを顧客に配り、飲みすぎには「アンポンタン」との警告をだすのも一興だ。富山のお家芸である健康の専門知識を備えたグッドコミュニケーターを育成し、年に一度は各地で訪問相談を実施する。オンライン時代にはリアルにプレミアムがつく。単純そうなこのモデルだが、数百年間にわたって築き上げた信頼とブランドは誰にもまねできない。

（元三菱商事代表取締役副社長・神田外語大学学長）

富山の置き薬に使われる生薬④

和漢医薬学総合研究所

和漢医薬学総合研究所（和漢研）は一九六三年設置の富山大学薬学部附属和漢薬研究施設から始まります。一九七五年に富山大学附置研究所に昇格し、富山医科薬科大学への移管を経て、二〇〇五年の三大学統合*による現富山大学の発足を機に、この名称になりました。

和漢研は、現代の先端科学技術を駆使して和漢薬をはじめとする伝統医学や伝統薬物を科学的に研究し、東洋医学と西洋医学の融合を図り、新しい医薬学体系の構築と自然環境の保全を含めた全人的医療の確立に貢献することを使命として、研究を行ってきました。さらに近年、世界的に高齢化の進行、多因子性疾患の増加及び天然資源の枯渇が問題になっていることから、これらに対処するため三つの重点研究プロジェクト（高齢者疾患対策研究、未病・予防先制医療研究、資源開発研究）を開始しました。これらの基礎研究の成果を臨床研究へと橋渡し、植物性医薬品の開発や漢方方剤の効能拡大を行うことにより、健康長寿社会の形成に貢献することを目標にしています。

和漢研には約三万点の生薬標本を保存している民族薬物資料館や和漢医薬教育研修センターがあり、教育にも力を入れています。

（小松かつ子 記）

＊旧富山大学、富山医科薬科大学、高岡短期大学

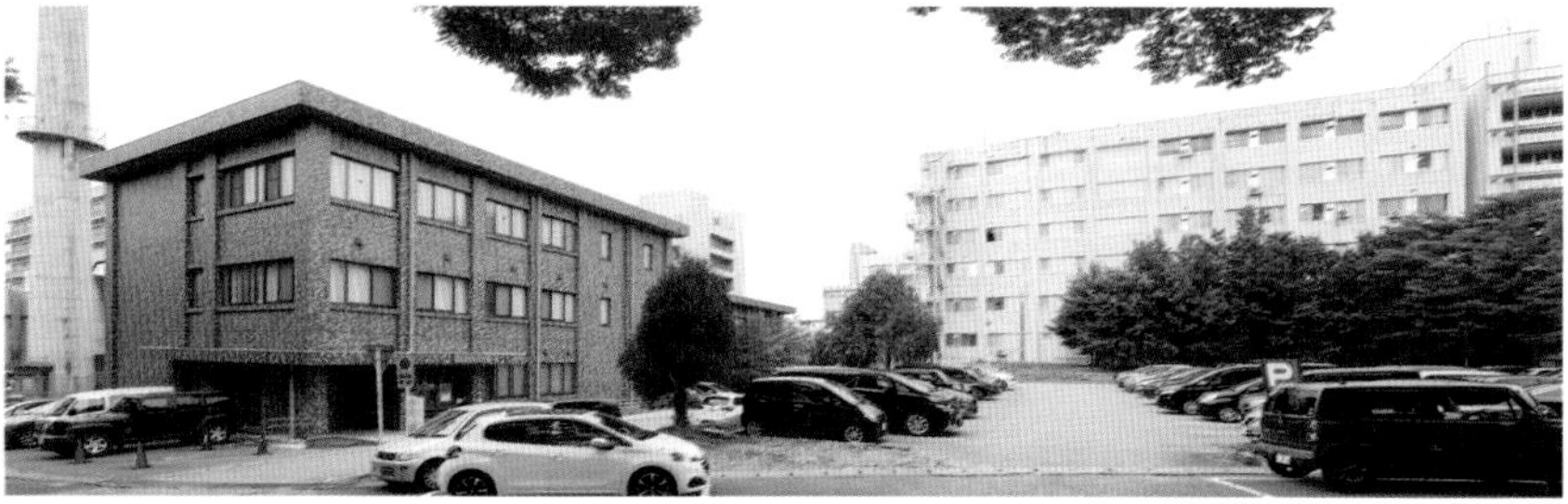

民族薬物資料館（左）と和漢医薬学総合研究所（右）の全景

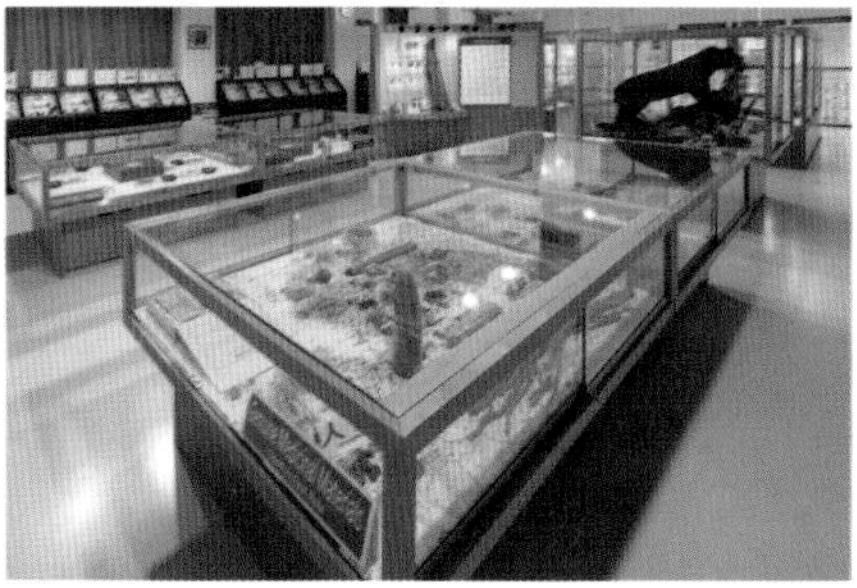

資料館２階　一般展示室

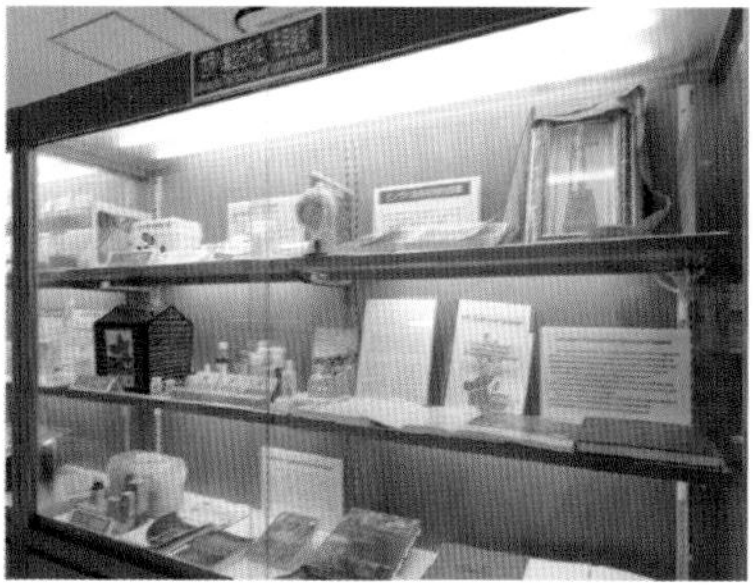

資料館内の展示「世界へ輸出された“先用後利”」

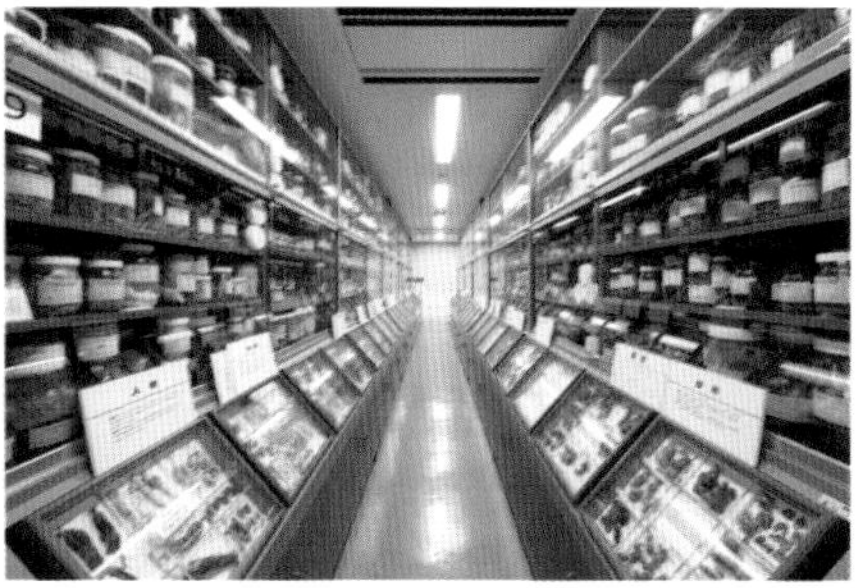

資料館１階　標本室

富山の置き薬に使われる生薬①～④

資料と展示品の所蔵：すべて富山大学和漢医薬学総合研究所の民族薬物資料館

執筆：小松かつ子（富山大学和漢医薬学総合研究所所長・教授）

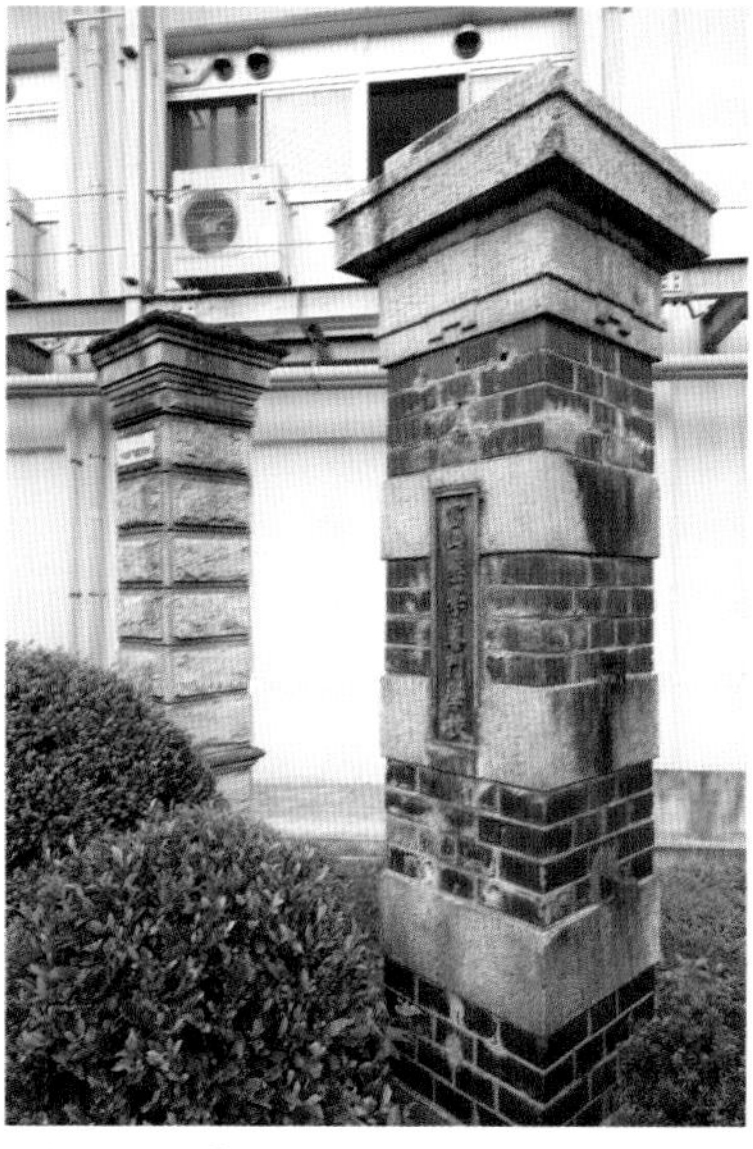

薬学部の前身「富山薬学専門学校」の門柱

特集　置き薬に関するインタビュー

富山市立中央小学校

五年　小泉　鼎（こいずみ・かなえ）　五年　内海実保（うつみ・みほ）

——日常生活の中で印象に残っている薬はありますか。家の周りなどで置き薬の箱を見たことがありますか。

内海　あります。薬はけがとか病気にかかった時に、玉の薬をお医者さんに出してもらって飲みます。置き薬で正露丸は見たことがあります。

小泉　いつからかは分からないけど、薬箱は前からありました。虫に刺された時なんかにお母さんがムヒを出してくれます。

——家族や身近な人で薬に関するお仕事をしている方はいますか。どんな人ですか。

小泉　おじいちゃんが売薬さんです。18歳からやっていると聞きました。今82歳で、今もやっています。新潟でアパートを借りて生活しているので、一緒には住んでいないですが、優しくて、好きです。めったに会えないけど、夏休みなど、会ったときには、よく話もするし、質問したらたくさん教えてくれます。ただ、どんな薬があるとかを話してくれたけど、くわしいことは覚えてないです。

——富山のくすりなどについて、調べたことはありますか。面白いこと、もうちょっと深く調べたいと思った事は何かありましたか。

小泉　総合の学習で富山の置き薬やくすりについて学んでいます。

内海　私は、薬の原料や種類について調べました。昔は自然のものから作ったりしていたけど、今は機械などで作っていることがわかりました。昔と今とで違うから、これか

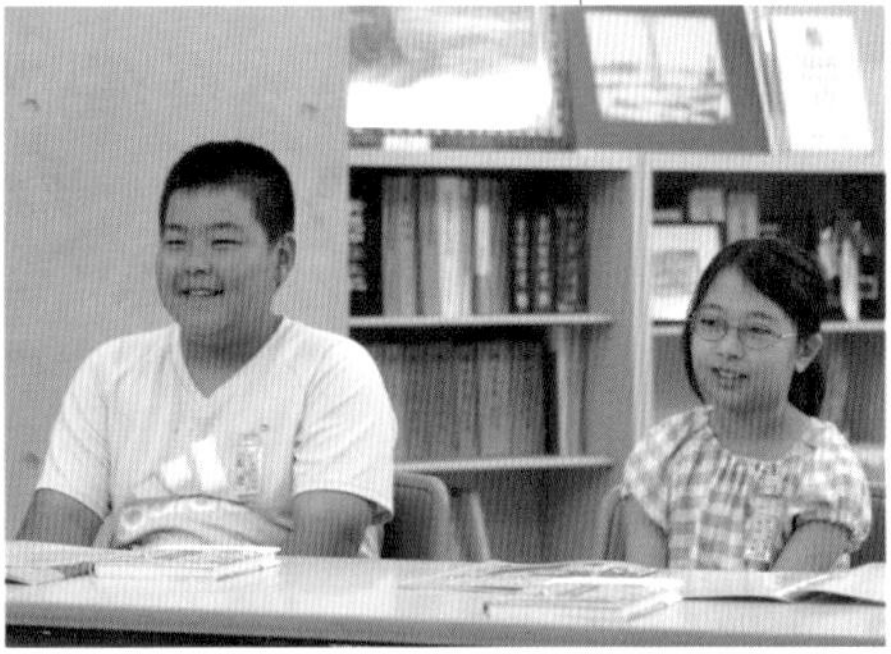

売薬さんであるおじいちゃんから教わったことを、誇りをもって話す小泉さん〈左〉。
薬の種類や用法に興味をもち、さらにくわしく調べたいと話す内海さん〈右〉。

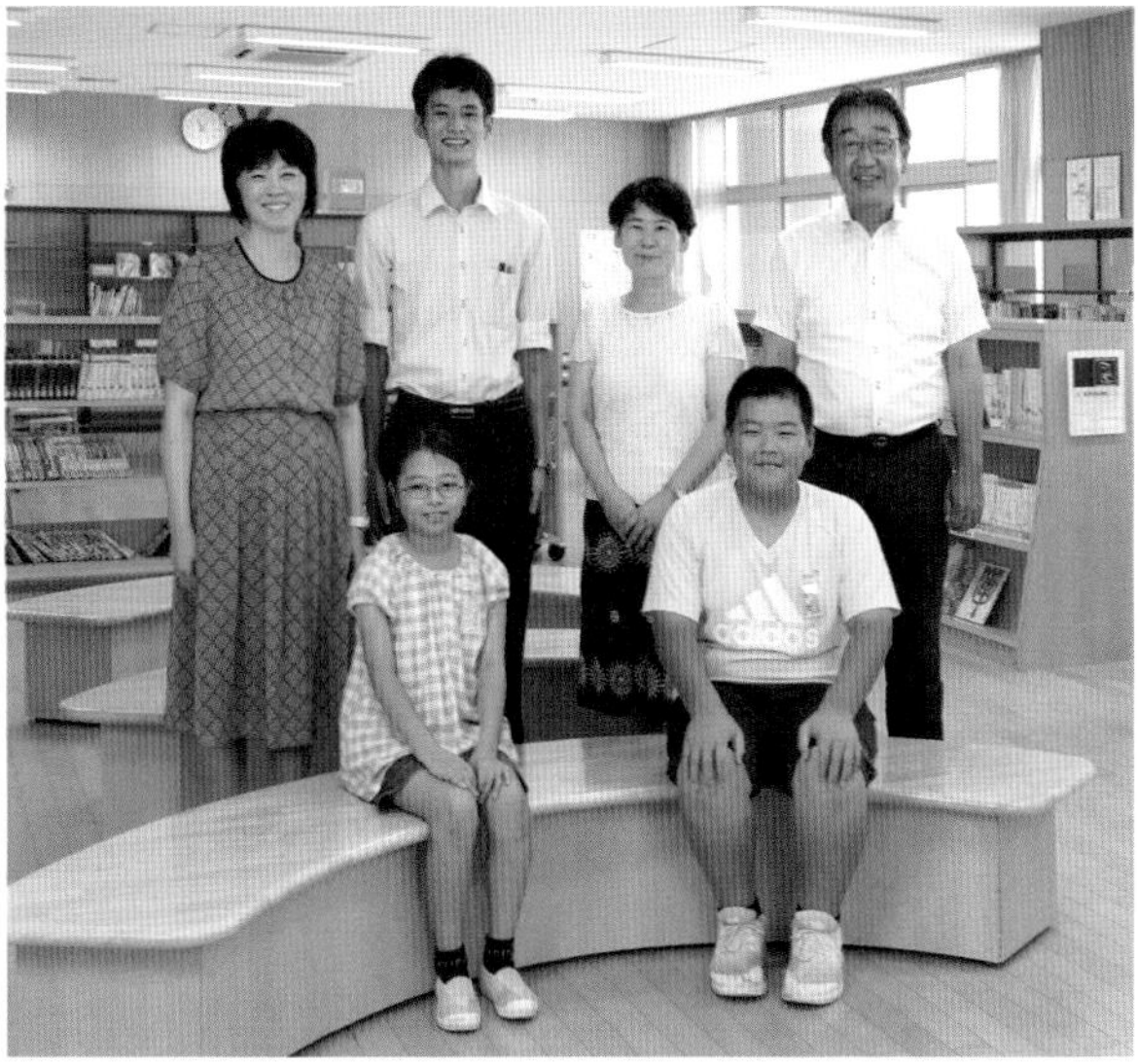

中央小の図書室にて。塩崎教頭、担任の小幡教諭と中野教諭、新夕校長〈後列左から〉。５年生は、令和２年度から「くすりのまち　とやま」について調べ学習を進めている。

らもっと変わっていくんじゃないかなと思いました。また、飲み薬は液体のものとか粉末のものとかがあって、何でそれが違うのかを調べました。飲みやすさとか、患者の気分、状態によって薬が変わってくるそうです。さらに深く調べたいと思ったことは、どうして飲み方が決まっているんだろうとか、量が決まっているんだろうとか。子どもやお年寄りが飲みやすいようにしているんじゃないかと予想しながら考えていました。

小泉　売薬さんの歴史と昔のおまけについて調べました。よく歌舞伎とかの絵が描かれた紙風船やゴム風船を薬と一緒に渡していたそうです。子どもには紙風船が配られていました。売薬さんについて詳しく知りたくて、調べて（売薬さんである）おじいちゃんに聞きたかったけど、滅多に会えなくて、それが夏休みに会えて、おじいちゃんを質問攻めにしました。おかげで、教室の中で中心となっておじいちゃんの話ができました。売薬さんの平均年齢が70歳と発表したら、みんながとっても驚いていました。そして、病気になってから薬を売るよりも、最初から置いてあって自分で飲んだ方が早いからいいなと思いました。薬がなくなったら困るから、この仕事は大事だなと思いました。

――将来の夢などありますか。

内海　調べたり、作ったりするのが好きなので、将来の夢は建築士です。

小泉　将来の夢はプロ野球選手です。いろんな人を喜ばせるプレーが出来る選手になりたいです。サードがいいです。理由は、すごいファインプレーが多くて、人に喜んでもらえるからです。

特集　置き薬に関するインタビュー

富山市立城山中学校

三年　中山亜美（なかやま・あみ）　三年　高戸友衣華（たかど・ゆいか）

――置き薬や売薬という言葉は知っていますか。

中山　うちには私が生まれた時から置き薬があったので、紙風船とかもよく貰ってました。その時からおばあちゃんに今日売薬さんが来られるといった話を聞いていました。

高戸　私は幼少期、身体が弱くてよく学校を休んでいました。その時に売薬さんを見かけました。印象に残っているのはスーツを着ていたことです。この本（富山の置き薬）で見ると独特な箱（行李）に入っていますが、私の家には、アタッシュケースを持った男の人が来ていました。

――富山の薬について感じていることはありますか。

中山　私は統計グラフコンクールで富山の薬の歴史と今の生産の状況を調べて入賞しました。薬剤師さんが多く、薬の生産金額は全国の中でも一位二位を争うくらいだということや、富山の産業別出荷額のうち医薬品が占めてる割合が思ったよりも多くて、ちょっと驚きました。テレビ番組で江戸時代に薩摩藩と富山の売薬が交流していて関係があったと聞きました。その方面で富山の薬についてもっと調べたいなと思いました。

高戸　富山が薬で発展してきたのをわたしたちが理解するべきだと思います。私の母が薬を作る仕事をしています。品質管理など薬の試験をしたりする仕事です。よく母の手が青かったのは、試験によるものかなと思っていました。

――将来はどんな仕事に就きたいですか。

中山　母も教師なので、できたら教師です。美術の先生になりたいなと思っています。この本（富山の置き薬）を書店で見た時、これがエッセイ集だと思わなくてレトロでか

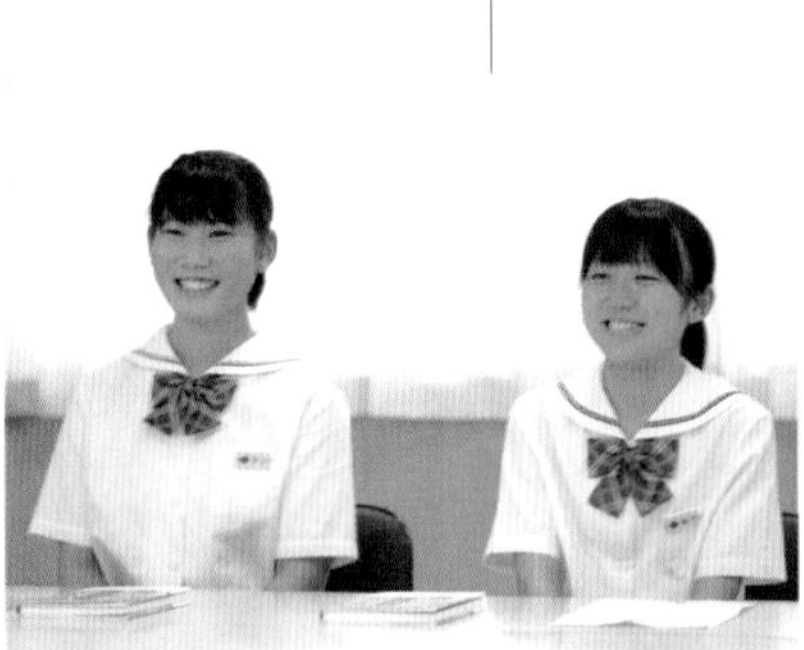

もっと富山の薬の歴史について調べてみたいと話す中山さん〈左〉。
売薬さんはお客さんに寄り添ってくれていると話す高戸さん〈右〉。

わいい薬のデザインの写真集かなと思ってました。字体など、今こんなカラフルでかわいいパッケージってあんまり無いので逆にいいなって思いました。

——富山の置き薬のイメージについて、どんな風に思っていますか。

中山　品質が良い。根拠は無いんですけど。富山のものは何でも質が良い。自慢じゃないですけど、そういうイメージがあります。

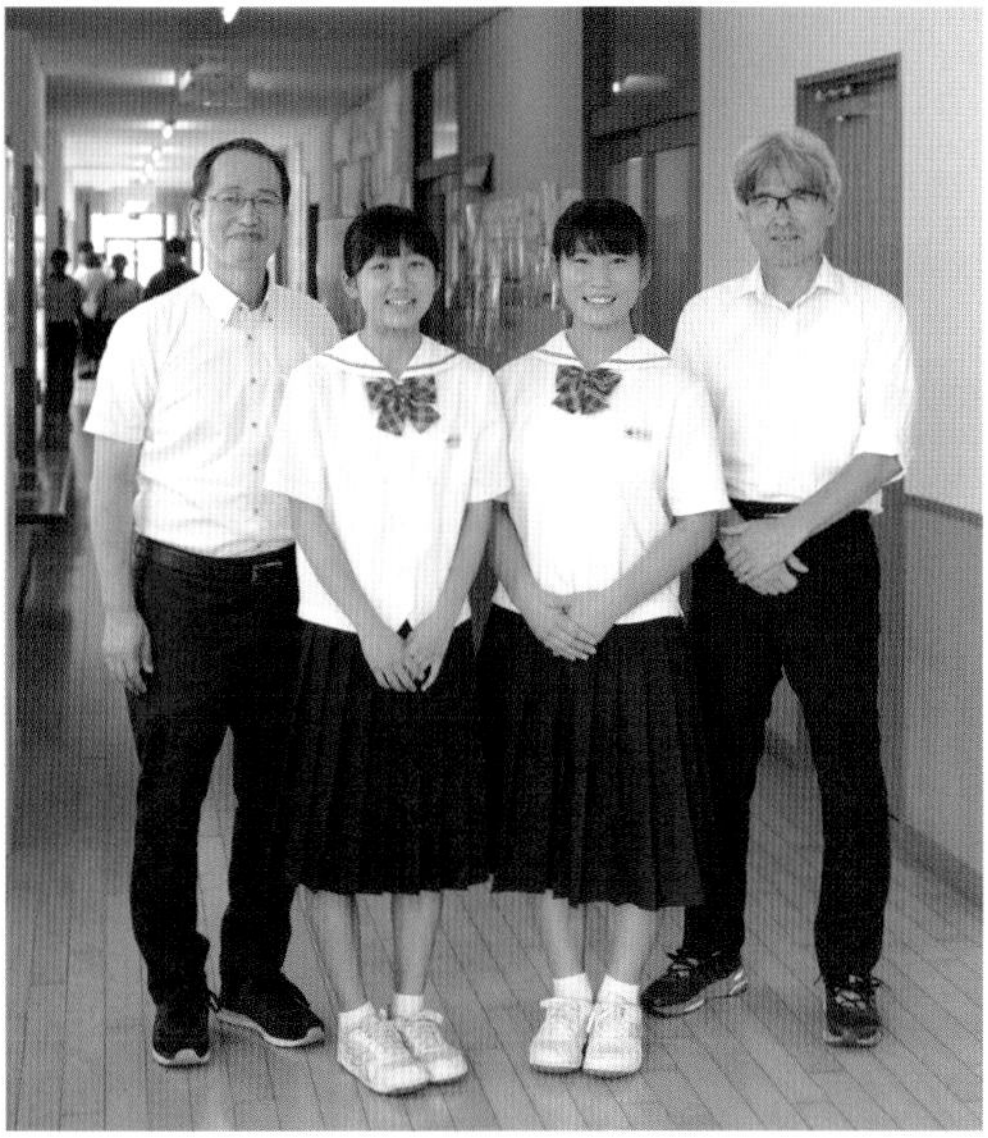

城山中の廊下にて。前田教頭、高戸さん、中山さん、南島校長〈左から〉。

高戸　売薬さんが買ってくれる人に寄り添っていると思います。家に来ていた売薬さんは他のセールスの人と違って、家に居る時間も長いし、おばあちゃんとの会話が弾んでいました。買ってくれる人に寄り添っているというのは良い伝統だなと思います。

——ちょっと残念だなと思うことはありますか。

高戸　ドラッグストアで手軽に薬が手に入るので、置き薬を買う人が減って来ているのがすごく残念です。もっとたくさんの人が置き薬と売薬さんという伝統に触れる機会が増えるといいなと思います。

——置き薬についてアイデアはありますか。

高戸　薬のデザインがかわいくて、もっと多様なデザインを取り入れたら中学生も興味をもってくれるんじゃないでしょうか。

中山　私は小さい時から配置薬を見て知っていました。しかしこの間、妹が知らないという事が発覚しました。うちは二世帯で祖母の方に薬があって、家で誰か怪我など調子が悪くなると、薬を祖母のところへ貰いに行きます。家の方はそれがあるから安心しています。置き薬のことを妹に話したら「なにそれ」というのはそういう理由です。小学生や中学生にもっと置き薬の良さを伝えていけたらいいのかなと思います。

富山県立富山北部高等学校

くすり・バイオ科
三年　冨田一輝（とみた・かずき）　三年　石黒太陽（いしくろ・たいよう）
二年　折田みわ（おりた・みわ）　二年　山口望裕（やまぐち・みゆ）

——富山北部高校へ進学した理由を教えてください。

全員　くすり・バイオ科があったからです。

冨田　製薬会社への就職率が高かったからというのも理由です。

山口　薬の出来る過程を勉強したいなと。

折田　世の中は化学変化で溢れているから。

——くすり・バイオ科での感想は。

冨田　最初はレポートが辛かったです。何を書けば良いのかも分からなかったです。レポートは実験を通して、反応を見てまとめる集大成だと分かりました。

山口　レポートは辛いですけど、最終的には自分の為になると思います。

折田　私もレポートがあるなんて知らなかったです。中学では実験で終わりでした。レポートを書くことで結果や考察が深くなりました。

石黒　中学校では、実験は理科の先生の指示された通りにやるだけでした。でも高校では、自分で考えて進めないといけないことに気付きました。はじめは自分で考えて進めることが大変でしたが、結果が出たときの達成感は何事にも代えがたいです。

——卒業後の進路は。

冨田　進学して微生物系のバイオ、生物を扱った実験をしたいと思っています。卒業後に製薬会社に就職した時に

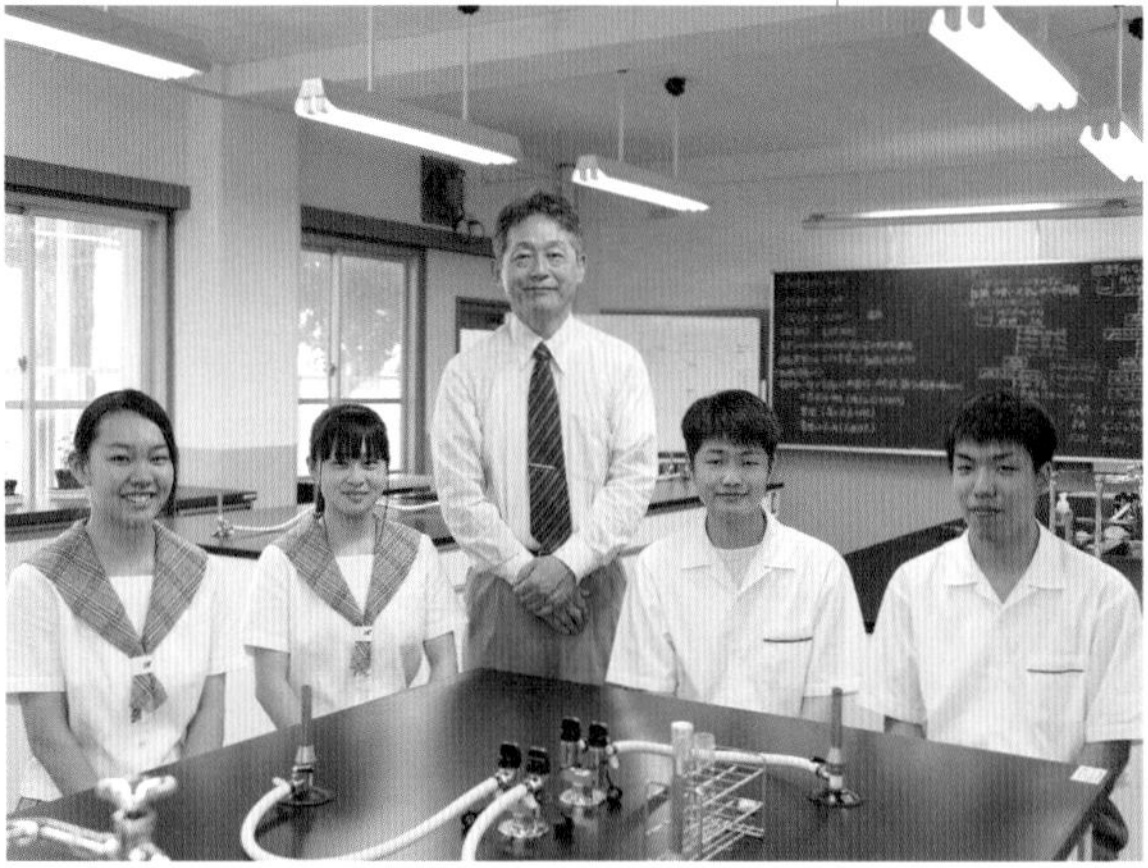

富山北部高校の衛生化学実習室にて。
山口さん、折田さん、多鍋くすり・バイオ科主任、石黒さん、冨田さん〈左から〉。

習った事が活かせると思います。
石黒　富山の製薬会社に就職し、製造部門で働きたいと思います。ドラッグストアなどで見かける薬がどうやって作られるのか、中学の頃から気になっていました。くすり・バイオ科で学んで薬がどう作られるかを知って、ますますやる気が出て来ました。
山口　私も製薬会社に就職して、製造部門で働きたいと思います。みんなが日常で使う、風邪薬のような薬に取り組みたいです。
折田　薬を服用した事がない人はいないと思うんです。みんなおなかが痛いときや頭が痛いときに、薬に助けられています。そんな薬を自分が作るなんて、とても誇らしいと思います。
——置き薬のイメージを一言で言うと。
冨田　一番近い薬屋さん。
折田　救世主。
山口　伝統。
石黒　便利屋。
——医薬品を一言で表現したら。
折田　富山。
冨田　不可欠。
山口　身近な小さな病院。
石黒　お供。
——富山にとって置き薬とは。
折田　富山で配置薬が始まったので、無くてはならないもの。
冨田　富山を語るとき、置き薬抜きでは語れないんじゃないかと思います。
——最近くすりの富山とか薬都富山でこういうところが凄いなと思った事は。
折田　薬の生産額が、日本で常に上位な事が凄い。残念なのは薬屋さんで、富山の薬を置いているスペースが小さいような気がします。就職したら、製造現場で多くの製品を作って貢献したいです。
——富山の薬をPRするためのアイデアは。
冨田　くすりんというキャラクターがいますが、あまり街中やポスターで見た事がないです。薬箱につけるとか、もっと全面的に推していったら良いのにと思います。
石黒　若い人が見るメディアで宣伝したら良いと思います。富山出身のユーチューバー「はじめしゃちょー」に、富山の薬の伝道師のような役職をお願いしてみるとか。
折田　県外よりも、富山に住んでいる人に薬に対する本質的な理解をしてもらう事が大事だと思います。先ずは富山の人に。広まったらそのほかの県に次々に広めていけたら富山の薬が広がるんじゃないかなと思います。

国立大学法人 富山大学

山本祥雅（やまもと・よしまさ）
富山大学大学院生
（大学院医学薬学教育部博士前期課程薬科学専攻二年）
和漢医薬学総合研究所資源科学領域所属

金城柾也（きんじょう・まさや）
医学部医学科三年

――ご出身は。

山本　北海道札幌市です。富山大学は和漢薬や漢方薬の教育・研究を行っていてユニークな大学だと思いました。

金城　秋田県秋田市です。やはり富山の漢方に興味を感じました。

――富山の置き薬や売薬について、聞いたことや思い出はありますか。

山本　祖父母の時代には病院まで車で行くことができず、また病院の夜間救急もないので、結構重宝したという話は聞いたことがあります。

金城　祖父母の家の救急箱のイメージが強いです。子どもの頃に、救急箱から薬を出して飲んでいる姿を朧げに記憶しています。

――富山と置き薬との関係について感じることは。

山本　富山売薬が全国に商圏をもっていることや、姉妹都市が結ばれた元には、売薬人の交流があったようです。富山にとってすごく重要な事だと思います。

金城　富山県全体の薬に対する信頼感がすごく大きいなと思います。富山駅前に売薬さんの銅像がありますが、伝統や文化の遺産だけでなく今も薬の伝統が引き継がれているんだなと。

――卒業後の計画は。

山本　和漢薬などの専門性のある知識を地元に持ち帰って、何か貢献したいと思います。たまたま入ったドラッグストアで薬剤師さんが漢方薬をあまり分かっていなかったので、まだまだ余地はあると思います。

金城　僕は田舎に生まれたので富山駅前を見て都会だなあと思ったんです。秋田に戻って地域医療とか予防医学に、置き薬やOTC医薬品などを応用する、そのような普及にも携わっていければいいなと思います。
――学部の授業と置き薬に関して感じることは。
金城　僕は「病気を診るのではなくて人をみないといけない」と叫ばれていた時代を経て大学に入ってきました。人間全体をみるなら漢方薬が適しているという印象を持っています。思ったより和漢薬がカバーする範囲・裾野・懐が広いことにびっくりしました。医学部では標準治療は西洋医学が多いですけれど、和漢薬・漢方医学は分からない病気へのポテンシャルがあると期待しています。
山本　薬学部では三年生で酒井秀紀先生ご担当の「富山のくすり学」という授業があり、富山の売薬やその成り立ちなどを学んでいます。他の地域の薬の歴史と比較して富山の薬の強みとか違いが分かればよいと思います。
――置き薬に対して将来的にこうしたら面白いというアイデアやイメージは。
山本　一家にひとつ配置薬があって、ちょっとしたことであれば医者にかからなくても対応できるとよいと思います。せっかく富山で今まで長年培われてきたものですし、継続を望んでいます。
金城　情報を一本化したいという思いはあります。医師より売薬さんの方が話しやすいという話を聞きます。医師も患者さんと気軽に話せる努力はするべきですが、どうしても医者にかかるという敷居の高さはあります。未病や予防医学の観点からも売薬さんと協力して情報を共有し、地域医療を担っていければいいなと思います。

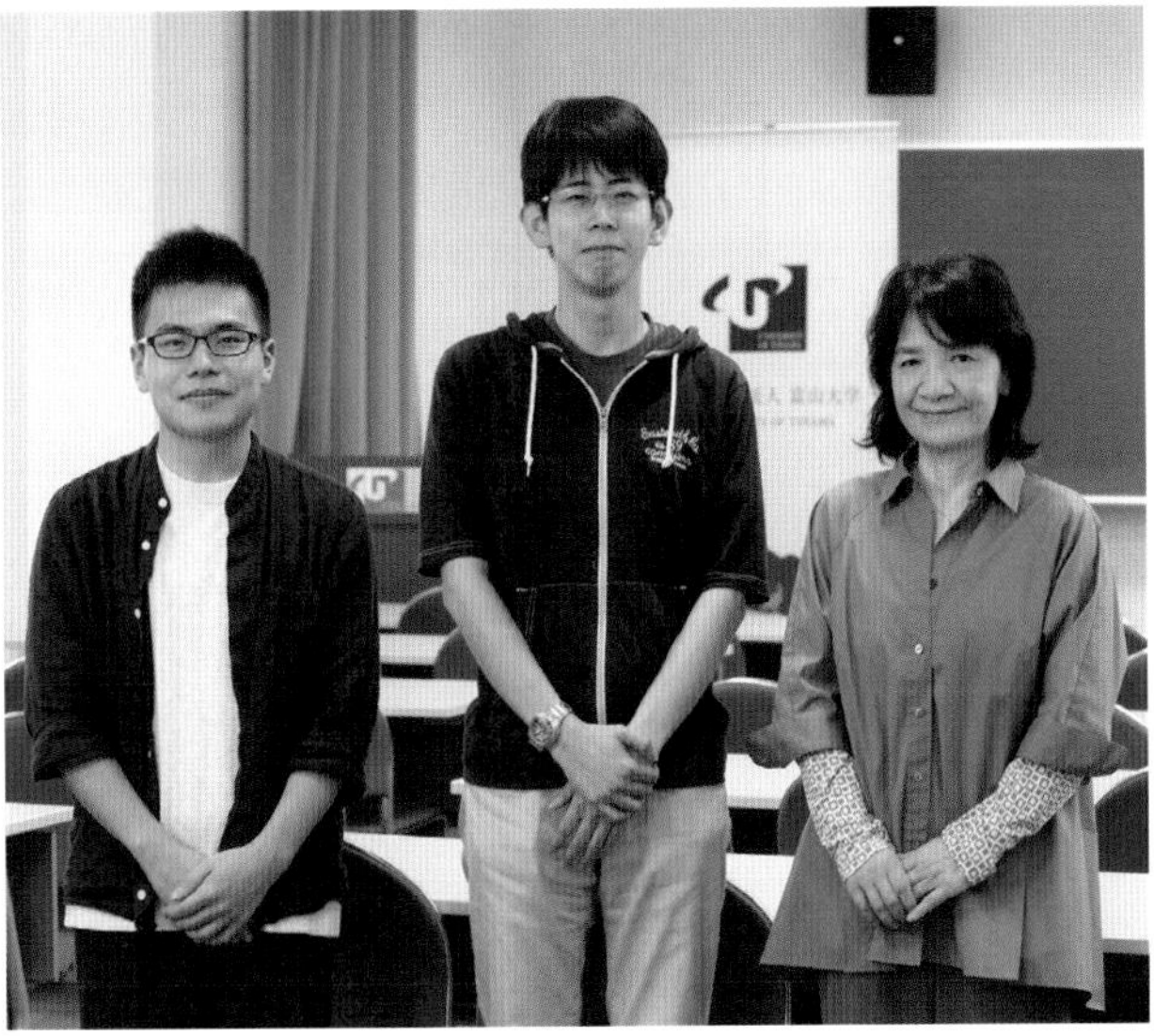

富山大学和漢医薬学総合研究所民族薬物資料館会議室にて。
金城さん、山本さん、小松所長・教授〈左から〉。

一般社団法人 全国配置薬協会

塩井保彦（しおい・やすひこ）
一般社団法人全国配置薬協会会長　株式会社廣貫堂代表取締役　一般社団法人富山県薬業連合会副会長

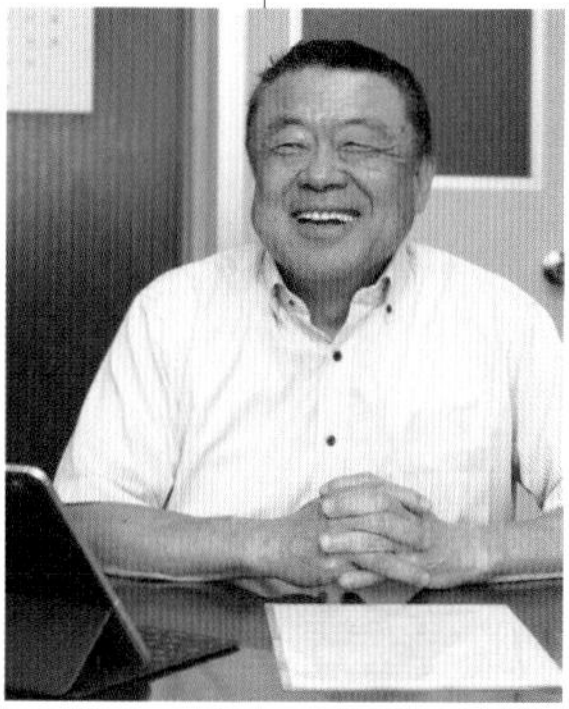

グローバリゼーション

富山の置き薬という日本独自の健康を守った江戸時代からのこの仕組みをしっかり理解して、伝統を守りながら新しいものを作り出していけば、結果として世界の人の健康に役立つ日本のポジショニングが明確になると思います。

世界のそれぞれの地域で伝統的な医療があります。例えばインドではアーユルヴェーダ、中国に漢方薬、西洋に西洋ハーブがあります。それぞれの地域で特徴を活かした伝統薬と販売方法はありますが、使った分だけ代金をいただくモデルは日本だけです。

富山の子どもたちには、江戸の後期から医薬品の製造と販売を置き薬の手法で全国に広めることで、豊かな地域を形成してきたということをしっかり把握して欲しいです。

薬都富山の成立と現状

配置薬の製造と販売に分けて歴史を振り返ると、昭和三十年の半ばまでと、それ以降の後半までに分ける必要があります。富山の配置薬は、江戸時代には、今で言う各市町村ごとに全国を地域割りにし、それぞれ地域で反魂丹役所に指導された薬の製造を自家製造で行っていました。それが明治になると地域ごとに共同生産という形に発展します。そして製造の場所で、販売の組合や製造の会社が立ち上がります。明確に作る人と売る人が分れる事になるのが明治です。

戦後の復興期に経済がどんどん成長してモータリゼーションが発達してくると、東京まで特急電車で十時間かかっていたものが六時間で行けるようになりました。そうすると富山から全国各地に商売に行くことをしなくても、現地つまり自分の懸場に住居を定め拠点とし、たまに富山の自宅に戻る形態に変わり始めるのが昭和三十年後半からです。ですから日本全国に居住する配置薬を商とする方は、元々は富山の出身でした。

一方、製造に目を向けると、明治時代の後半から昭和のはじめにかけて、国では富国強兵策に沿って軍隊に薬を届ける仕組みを作りました。製薬会社の合併が国主導で行われるようになったのです。こうして小さな共同生産所の合併が続いたのが昭和二十年頃です。それが基礎となって富山県に百を超える医薬品の製造工場があります。そして、医薬品の生産金額が他府県に比べて多いので薬都富山という言葉が出てくるようになるわけです。

薬都富山としての将来

製造に関しては、グローバルな医薬品の新しいカテゴリーが、バイオ医薬品や再生医療、個別化医療に進化していきます。この進化は第四次産業革命と言われるAIなど情報機器を駆使することで、新薬開発のスピードはどんどん高まってきます。もう十年もすれば医薬品の無人工場が出来て、全部ロボットによるオートメーション化がされて薬が作られるでしょう。

向う二十年、三十年というスパンで見ると、デジタル・トランスフォーメーション*が進むなかで顧客に対する薬都富山の果たす役割は、デジタルとアナログの融合が必要になってきます。デジタルだけでいける世代と同時に、アナログが必要な世代もいます。置き薬の形態からいうと、直接面談をして人の顔色や話す姿を見ながらその方の健康情報などをしっかり把握し、情報提供や相談を行う必要がある。高齢化が進むにつれて、独居老人家庭が増えます。アナログでの面談がより必要になります。

医師の診療・処方箋のオンライン化の進化により、置き薬の世界とオンラインの横の連携というのが必要になってきます。医師によって処方された薬をデリバリーするのが懸場帳によって人の健康管理を行ってきた置き薬の人たちの新たな役割になってくると思います。

ウィズコロナ

コロナ禍社会の中で若い人たちは、東京に行く必要も無くなってきます。リモートでの会議が当たり前の時代になって、ビジネスでアメリカやヨーロッパ、アジアの国々に行く必要も少なくなります。東京の学校に行って、東京の会社に勤めるという時代ではない。自分が何をもって将来人の役に立つのか。富山の人たちは、江戸時代に誕生した置き薬によって地域の産業をしっかり守り、地域社会の安心安全を構築して来ました。近未来のデジタル社会をどう生きていくかを、若い人ほど考えて欲しいです。

＊企業がビジネス環境の激しい変化に対応し、データとデジタル技術を活用して、顧客や社会のニーズを基に、製品やサービス、ビジネスモデルを変革するとともに、業務そのものや、組織、プロセス、企業文化・風土を変革し、競争上の優位性を確立すること

虹色の紙ふうせん

山本一力

昭和二十三（一九四八）年、高知県高知市生まれだ。

小学校低学年のころは、祖母と叔父が暮らす市内中心部の平屋に居候していた。

あのころ一年に二度、八月と翌年二月になると、濃紺の背嚢（リュックサック）を背負った置き薬屋さんが訪れてきた。

こどもたちは「富山のおんちゃんが来た」と、大喜びした。

昭和二十年の終戦からまだ六〜七年で、遊び道具など皆無に近い時代である。富山のおんちゃんの来訪は、おみやげを意味した。

七色の紙を貼り合わせた「紙ふうせん」を、置き薬の数量に応じて複数枚くれた。

叔父の家にはわたしを含めて、低学年児童が三人いた。

富山のおんちゃんは座敷に上がると、柱の上部に掛けられている深紅の袋を取り外した。これが薬箱ならぬ、置き薬袋である。

下ろした袋を開く薬屋さんを、こどもたちは取り囲んで座った。

背嚢から取り出した帳面と、袋の薬の残量を一品ずつ突き合わせ始めた。置き薬は十数種あったと思う。

古希を越えたいまでも、薬袋は鮮明に覚えている。

こどもが歯を指さして泣いている絵は、虫歯の痛み止めだ。

おなかを抱えて痛そうに身体をかがめているのは、胃腸病の治療薬。

大判の袋は、炭火で炙って患部に貼る薬で、あんま膏薬と呼ばれていた。打ち身、捻挫、肩凝りなどに、おとなは貼って使っていた。

ひときわ、こどもの目を惹いたのは、真っ赤な袋に天狗が描かれた頓服だった。

「高熱が出たときにこれを呑めば、おとなもこどもも一発で熱は下がります」

薬屋さんの口上を聞きながら、こどもたちは得心顔を見交わした。

熱が出たときは頓服袋に描かれた天狗が、手に持つ大うちわで扇いでくれる、と。

使った薬を補充し、通い帳に数量を記載したあとで精算である。こどもたちはこの瞬間、胸を昂ぶらせた。

精算額が、もらえる紙ふうせんの数に直結するからだ。

「しっかり使ってもらえて、ありがとうございます」

半年の薬代が三百円。叔母が差し出した百円札三枚を受け取ったあと、薬屋さんはこどもたちに、三枚の紙ふうせんをくれた。

もらうなり外に飛び出し、紙ふうせんに息を吹き込んだ。

狭い路地を見下ろして、入道雲が突っ立っていた、昼下がり。夏空めがけて、もらったばかりの風船を叩き上げた。

（小説家）

置き薬と富山の産業①

配置薬製造

現在、富山市内に医薬品の製造拠点を持つ企業が約五十社あり、配置薬の製造や販売をそのルーツとする企業が少なくありません。

明治時代には、売薬業者によって創業した富山初の製薬会社にならい、中小の製薬会社が設立されました。江戸時代以降、富山町で医薬品原料の供給を担った薬種商は、明治中期以降約四十軒を数えましたが、一部を除いて、製薬会社や卸・小売商、薬局などに変わっています。

また、富山には、売薬業者が設立に大きくかかわった薬学専門学校（現富山大学薬学部）があり、卒業した人材が、化学薬品の製造研究などを行う研究所や製薬会社を興しました。また、県内河川で発電した豊富で安価な電気を利用した化学工業の萌芽もあり、昭和期の戦前から化学薬品の製造も始まっていました。

売薬さんが大切にしたくすりの信用*と医薬品の製造は深い関係にあり、その精神が今でも富山の医薬品産業の血脈として流れているといえます。時代の流れとともに、富山の配置薬製造企業もその多くが医療用など他の医薬品製造に軸足を移していますが、富山のくすりの歴史を支えてきたルーツであり、売薬さんへの配置薬の提供責務を強く感じ、大切にしたいという思いから、配置薬製造にはずっと携わっていきたいという製薬企業の経営者も多く存在します。

＊ 富山売薬の信用３本柱の一つ。信用３本柱（「商いの信用」、「くすりの信用」、「人の信用」）

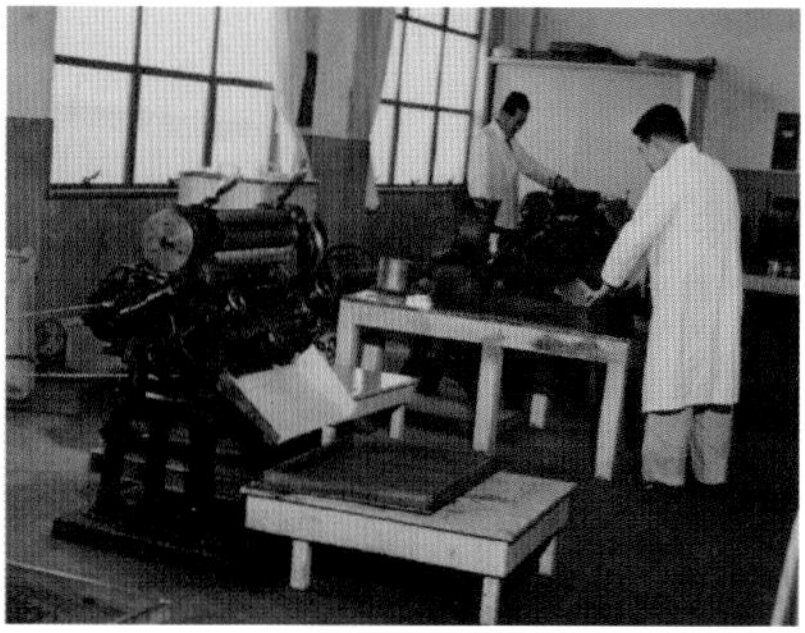

昭和 30 年代の配置薬製造の様子
（提供：第一薬品工業株式会社）

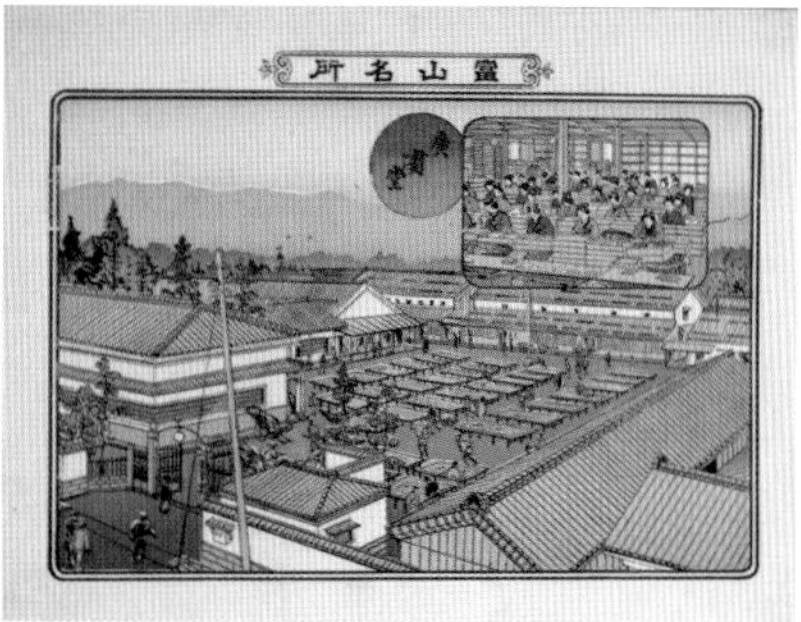

売薬業者の共同出資によって誕生した廣貫堂（明治期）
版画『富山名所』より「廣貫堂」（所蔵：富山市郷土博物館）

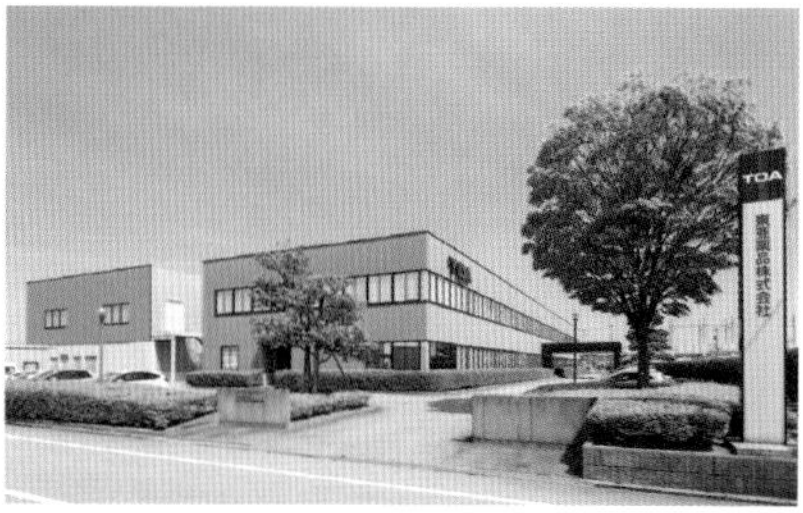

配置薬製造を行う会社の本社管理棟・研究開発棟
（提供：東亜薬品株式会社）

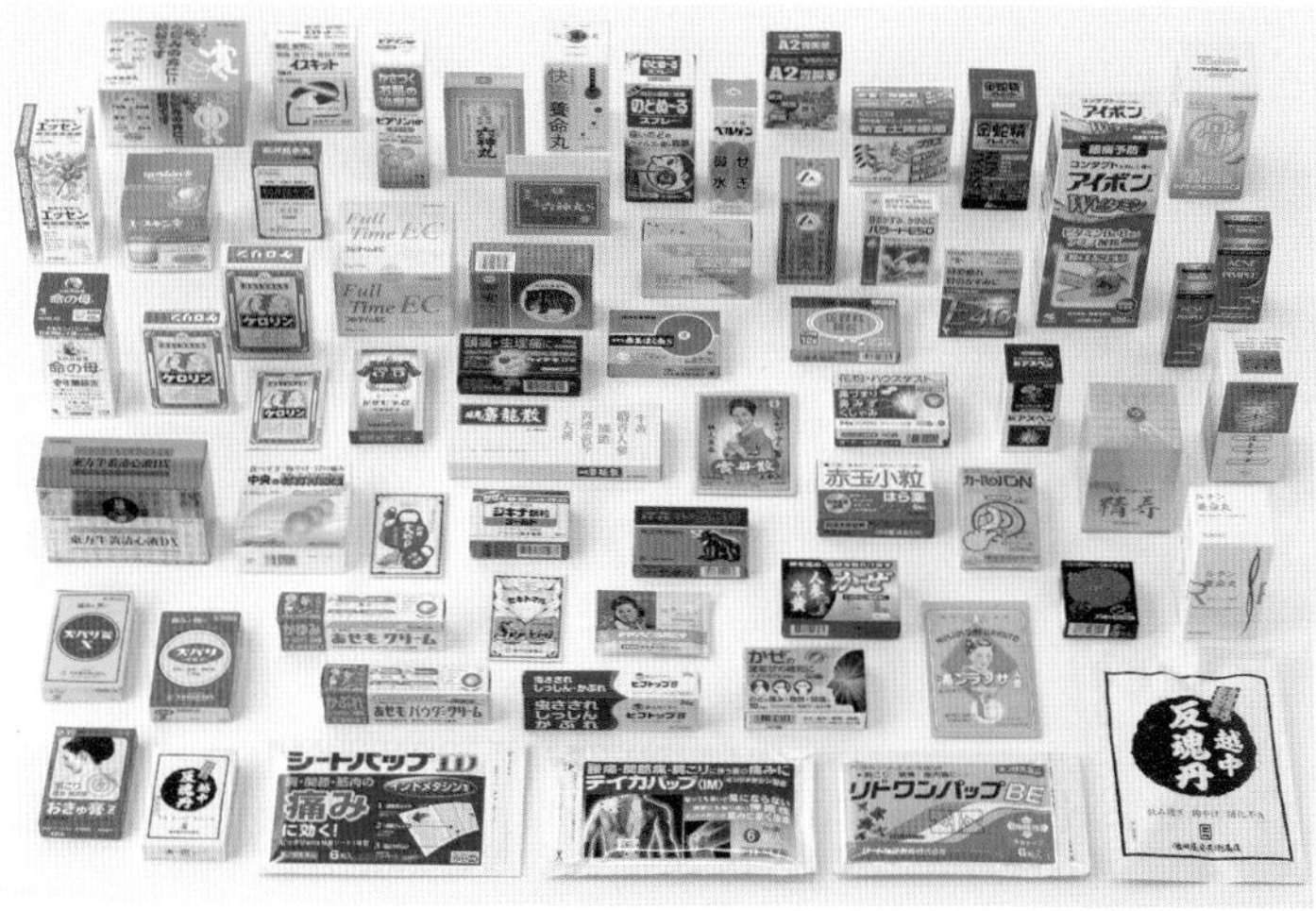

富山市内で製造されている一般用・配置用医薬品

未来へ届け、富山の置き薬

広瀬晴子

私が富山の置き薬に出会ったのは、実は結婚してからでした。

両親は岡山と広島の出身です。富山の薬屋さんは中国地方までは行っていなかったのか、たまたま両親の家が利用していなかったのか、幼い私は富山の置き薬なるものを見たことがなかったのです。どういったものか話には聞いていたものの、当時ですら、今の時代にはもう必要がないのではないかと思っていたくらいでした。

結婚してからしばらく経った頃です。富山の薬屋さんが訪ねてきて、置き薬はいかがですかと言われました。今時必要かしらと懐疑的だった私と違い、夫にとってはごく身近で自然なものだったようで、夫はあっさり承知し、以来我が家にも富山の置き薬が置かれることになったのです。

それからは、定期的に薬屋さんが訪れ、薬箱を点検し、使用して無くなったものを足したり、古くなったものを入れ替えたりしてくれました。

思い返せば、薬は町の薬屋で買えますが、自分では定期的な点検は中々しないので、いざ必要な時には、無くなっていたり、期限がとっくに切れていたりしていました。薬箱は一杯なのに、案外使えないことが多いのです。

きちんと使える薬が、過不足なく、必ず家にある安心といったら。富山の置き薬のやり方は、実のところとてもありがたいシステムだ、ということに、やがて私も気が付きました。結局、健康な人間ばかりの我が家では中々薬も減らなかったので、毎回来てもらうのは申し訳なかったですね。

核家族・共働きが当たり前になってきて、家に誰もいない時間が増えてくると、この訪問システムも以前のように効率的にはいかなくなりました。その上、詐欺や押し込み強盗などの被害が連日テレビを賑わし、玄関の戸を開けるのにも躊躇する有様です。

追い打ちをかけるように、新型コロナウイルスの流行によって、ますます対面によるサービスはやりにくくなりました。

時代の流れに合わせて、富山の置き薬もやり方を変えていく必要があるのかも知れません。

例えば、インターネットの活用。必要なものを注文してもらい、交換品を発送した上で、不要になった薬を返送してもらうやり方はいかがでしょう。

今は会議などをZoomで行う方も多いですが、お薬に関する相談事などもZoomでできると便利だなと思います。対面での対応は電話よりも抜群に安心感があり、ウイルスのリスクもありません。

そして高齢化が進む現代日本、買い物の手段を失って不自由している方も増えてきますが、そういった方向けのプランを作ってその層にアプローチすれば、ありがたく利用する方は多いでしょう。

現代の暮らしをする人が使いやすいようにする工夫はまだ色々とできると思いますし、人々のニーズに合わせた新しいサービスを提供出来れば、それを活用したい方はたくさんいると思います。

薬が高価で手に入れることが難しかった時代に、先用後利という革新的なアイディアで始まった富山の置き薬。歴史的に見ても、社会に果たした貢献の大きさは、皆様のご承知の通りです。

時代に合わせて変わりながら、この素晴らしいサービスが、末永く続いていくことを、そして、たとえ怪我も病気もしなくても、その安心感で家庭を支え続けてくれることを、祈ってやみません。

（日本モロッコ協会会長・元モロッコ大使）

置き薬と富山の産業②

医薬品の包材・パッケージ1

富山には、医薬品の一部ともいえる、くすりを包むフィルムや袋、瓶、缶などの包装材料の製造あるいは、医薬品の効能効果などが記載された添付文書、ラベル等を製作、印刷する企業があります。日本のトップシェアを占める企業もあり、製薬企業を中心として関連産業の集積が、ものづくり富山の地域経済を牽引しています。

江戸時代の富山町においても、売薬業を中心としたものづくりは広く存在していましたが、明治に入って政府の方針で漢方薬から西洋薬に変革をした頃から、包材産業はより密接な関係となって富山のくすり産業とともにあゆみ始めます。富山のくすりの質を保ち向上させるため、製薬会社の支援、協力により、包材会社もつつみ紙や容器の工夫を重ね、製造技術や生産能力を高めていったのです。

昭和の戦争中、家庭薬を製造する産業は、平和産業で戦略用品にならぬとされ、苦難の時代を迎えました。中でも昭和の戦争期前後には、資材等の供給が統制され、富山の配置薬業界は追い込まれました。この窮地を救ったのは、共に倒れることも覚悟の上で、できうる限りの資材を集めただけでなく、それまでの恩義を感じて製薬会社を応援し、支えた包材会社でした。

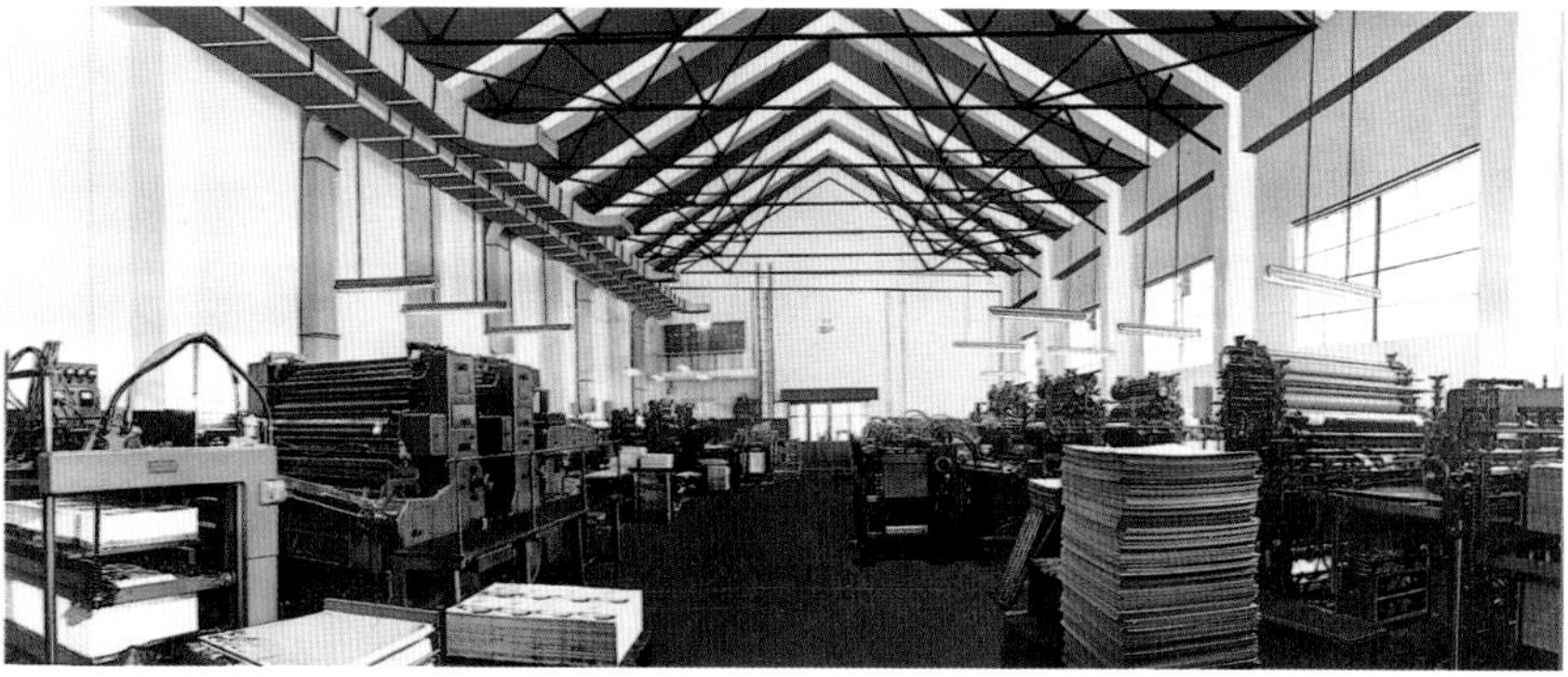

昭和 29 年 4 月に新築された鉄筋建築の印刷工場内部
（提供：朝日印刷株式会社）

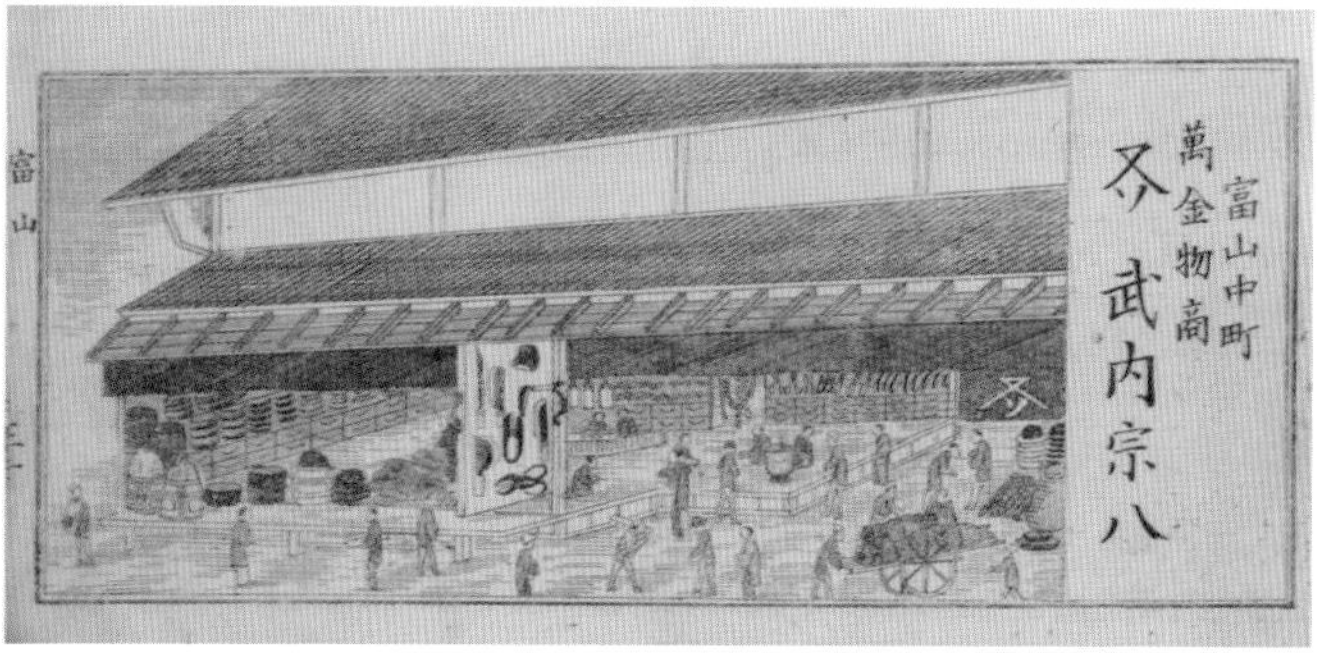

後に容器製造を始める金物店（明治期）『中越商工便覧』より「万金物商 武内宗八」
（所蔵：富山市郷土博物館）

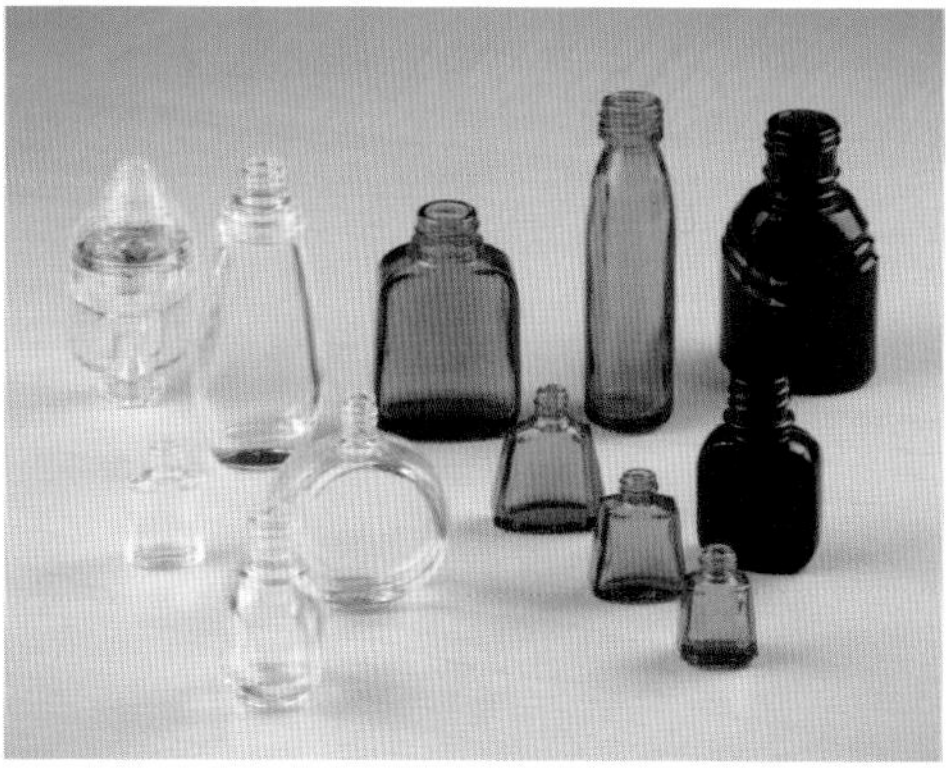

ガラスの薬瓶は、機能性だけでなく、色やデザイン性においても個性豊かで、現在もコレクターを中心に高い評価を受けています。
（提供：北陸硝子工業株式会社）

新型コロナと富山の置き薬

若倉雅登

本稿を書いている二〇二〇年六月は、新型コロナウイルス禍の真っ只中にある。人々はどの時代にも戦争や災害や病に翻弄されながら生きている。中でも災害や病は自然現象であり、文明化した今日でも避けられない宿命を持つ。そして、自分ではどうにもならないものに遭遇した時、人々はどこかに拠り所を求める。

江戸城から五十キロメートルほど離れた武蔵村山中藤《なかとう》村に、指田《さしだ》摂津正《せっつのかみ》藤詮《ふじあきら》という村の陰陽師がいた。天保五年（一八三四）から明治四年（一八七一）まで、「指田日記」を遺している。そこには、飢饉、疫病、出産、死亡、窃盗、地震、火事など、この時代の庶民の諸相がわかる記述があり、村人の相談にのっている。

陰陽師なので頻繁にお札を配布しているが、「疱瘡安護」「頭痛ヲ治」「眼病ヲ治」「腹痛止ル」など病に関するものが多い。また日記には本草学の書物が出てくるので、薬草にも詳しかったようだ。

この指田家は家内の母方の実家で、摂津の父も陰陽師、摂津の長男は西洋医になった。当時の村の陰陽師は、村人の悩み相談を引き受けることで、庶民のいわれなき怖れや非常識を糺す役割を果たしていた。若干の資料が残っていたので、これを題材に私は小説にもしてみた（残念乍ら出版不況でお蔵入り）。

その小説に「薬売り」が登場する。指田家から二里（約八キロメートル）南に下がった多摩川沿いに、石田村（現日野市石田）がある。このあたりまでは摂津の陰陽師としての守備範囲で、彼の妹はこの地に嫁いだ。ここには新選組副長土方《ひじかた》歳三の生家があり、そこで打ち身に効いた家伝薬「石田散薬」を製造していた。歳三も薬箱を背に、各地を売り歩いたという。

小説では、村の陰陽師と薬売り、どちらも村人の病を扱う共通の目的の中でやりとりがあるのだが、それはともかく、薬売りと言えば反魂丹の越中富山、万金丹の伊勢、毒消しの越後というのが相場である。

子供のころ今も住まう世田谷にも「どっけしゃ（毒消しは）いらんかねー」「玄米パンのほやほやー」「竹屋ー、竿竹ー」「金魚ーおえ、きんぎょー」と行商の売り声があった。

親戚の家に行くと、「富山の置き薬」の薬箱が箪笥の上に鎮座していて、子らがけがや腹痛で泣いていても、そこから赤チンだの、膏薬や丸薬が出てくると、たちどころに泣き止んだ。私は羨ましくて、親に「うちにはどうしてああいうのがないの」と聞いたものだ。

薬売りと言えば「富山の」という形容が自分の中では当たり前になったが、それは世間でも同じだったらしい。富山県には今も三百以上の製薬関連会社があるそうで、新型コロナの治療で話題の「アビガン」の会社もルーツは富山である。

陰陽師はいなくなり、旧来の家伝薬は廃《すた》れと、明治以降の近代化の歴史の中で古い文化がいとも簡単に破却された。その中で、長所を受け継ぎ生きながらえてきた富山の置き薬の伝統は大切にしなければいけない。

コロナ禍で不要不急の外出が自粛されると、不急の病院への受診も減った。これが、この度医療崩壊を押し留めた一つの要因であり、平時でもあるべき姿だと私は思う。つまり、健康の自己管理、セルフケアを当たり前という社会にすれば、無駄な病院通い、過剰な医療費増大を抑制できる。

そういう時でも拠り所が必要だ。富山の置き薬は人々の拠り所としても、永く役割を果たしてほしい。

（心療眼科医）

置き薬と富山の産業③

医薬品の包材・パッケージ2

富山の置き薬が顧客に寄り添い、信用を大事にしたのと同様に、包材産業も高い品質と技術を背景として、利用者目線の利便性、安全性の高い製品を生み出していきました。

包材産業の一つ、ラベルや添付文書、外箱等に使われる紙器・印刷業は、置き薬の薬袋印刷から始まり、木版、銅版、石版、活版印刷、オフセット印刷へと続き、今日に至るまで医薬品産業とともに歩んでいます。

医薬品の包材は、くすりの安全性や品質の保持はもちろん、使用者への安心に繋がるため、外装の美しさを保つことが求められます。くすりの評価、信頼とも深く関係することから、高品質の紙の活用、加工紙の開発協力、最新の印刷技術・機器の導入等を行っています。

また、「図案」という言葉が一般的であった頃に「デザイン」という言葉を用い、商品価値を高め、製薬業界にも旋風を巻き起こしました。デザインを変えると薬のイメージまで変わるとされる中、漢方薬全体のイメージを決定するようなパッケージを開発しました。

現在は、構造にも工夫が凝らされ、全ての人が分かりやすく安心して使うことができるユニバーサルデザインを心がけ、さらに環境にやさしい製品の開発にも積極的に取り組んでいます。

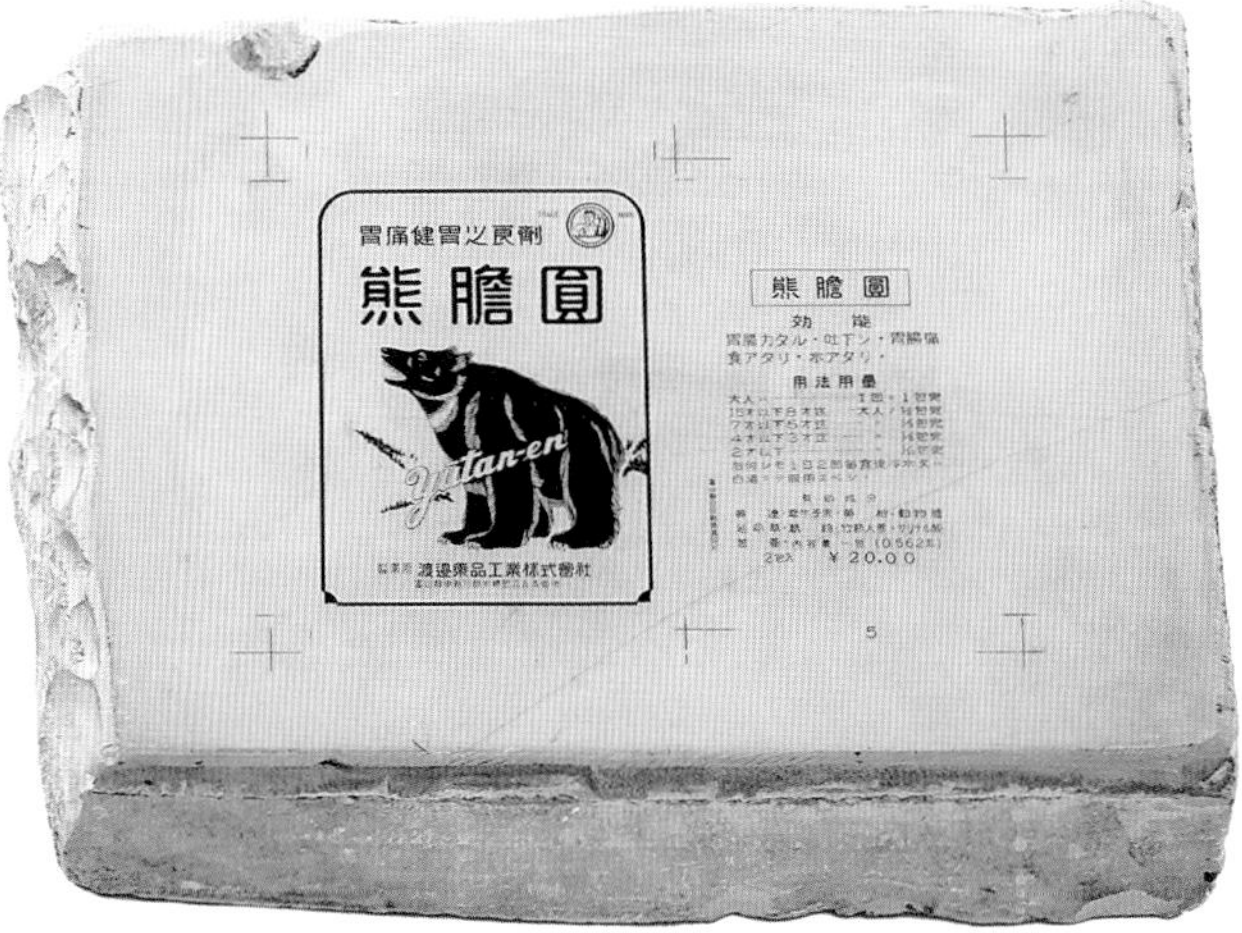

上袋「熊胆円」の石版
（写真提供：朝日印刷株式会社）

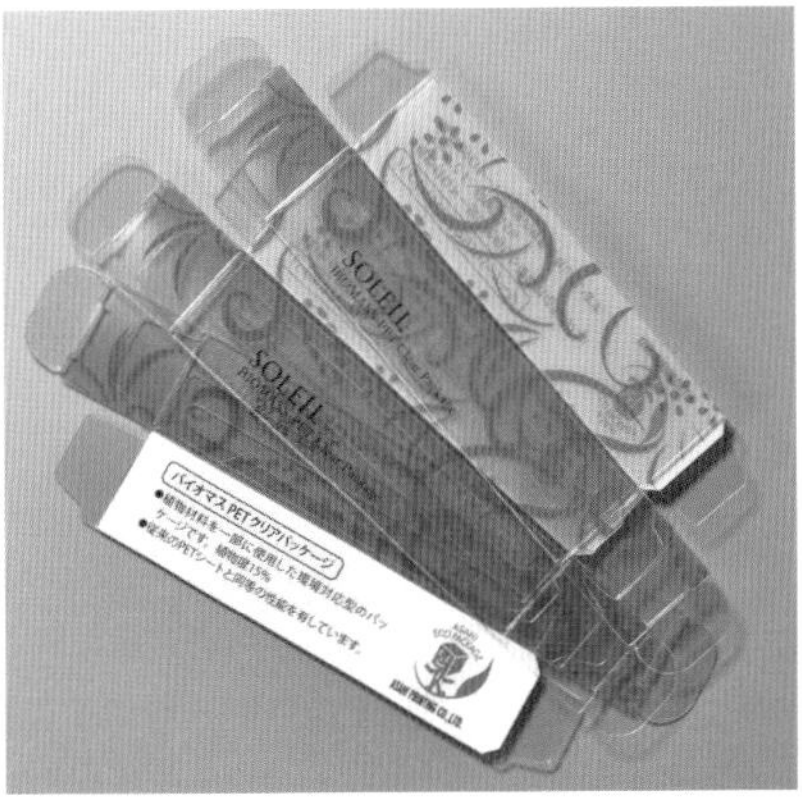

バイオプラスチックパッケージ
植物性の原料をもとに作られたプラスチックを使用したパッケージ。
（提供：朝日印刷株式会社）

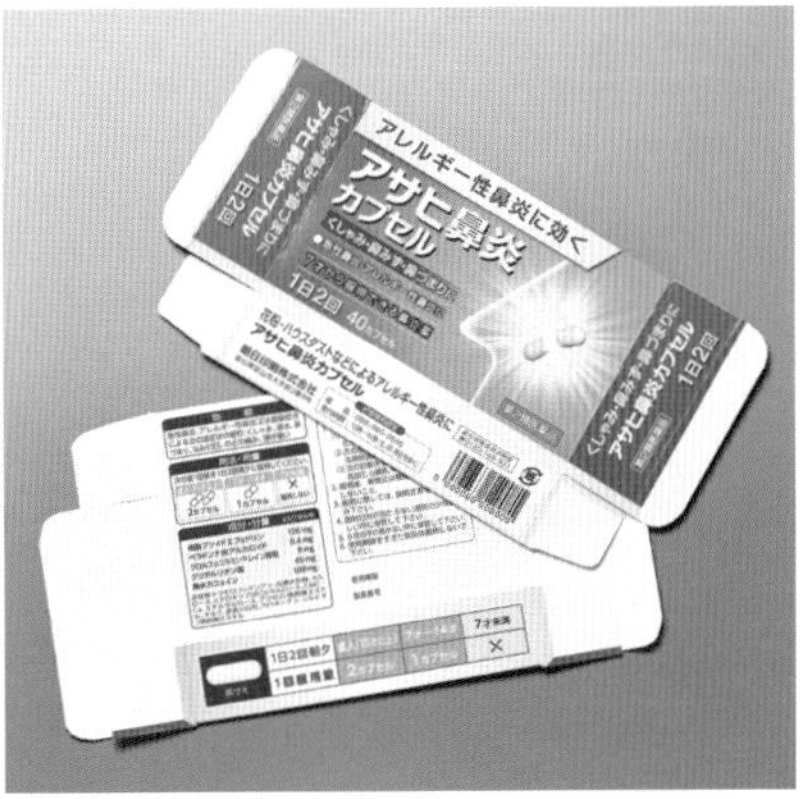

ユニバーサルデザイン
高齢者や子供、障がいのある人など、全ての人が安心して使うことができる分かりやすいデザイン。
（提供：朝日印刷株式会社）

クスリのオジサン

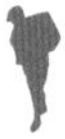

安藤和津

「ネンネバァバ」と私が呼んでいた祖母は、今で言う「要介護5」の寝たきり老人だった。40代後半で重度のリウマチを発症した祖母は、関節が人体模型のようにくっきりと浮き出た枯枝みたいな手脚に、いつも真っ黒なコールタール状の湿布薬を塗った布切れを貼っていた。昭和20年代半ばは、使い捨てオムツも洗濯機もテレビもない時代だ。家の中は老人臭、病人臭、漢方の貼り薬の臭いに、バケツに入れられた布製オムツ（確か古い浴衣を縫い直したものだった）の悪臭が漂っていた。自分で寝返りもうてない祖母の世話は家族の持ちまわりで、まだ5、6歳だった私もヘルパー役を担っていた。「頭を掻いておくれ」「もっと右」「もっと丁寧に！」ネンネバァバは体が動かない代わりに、頭はしっかり、口は達者で文句ばかり。幼い私もうんざりする程だった。女盛りの40代から寝たきりの生活はストレスの塊だったのだろう。

そんなネンネバァバが華やいだ笑顔を見せるのは「クスリのオジサン」が訪れる時だった。大きな荷物を抱えたオジサンは「トヤマ」と言う遠い所からやって来た。だから私が初めて覚えた東京以外の地名は「トヤマ」だった。大きな荷物から黒くて臭い湿布薬や熊の絵の箱、お腹をこわした時、手の平に乗せられた小さい粒の入った箱をオジサンが取り出すと、母や同居していた叔父も叔母も加わって大騒ぎ。あれやこれや手に取ったり質問したりでオジサンは大わらわだった。何回も蚊の鳴くような声で「ねぇ、風船は？」と問いかける私の声など耳には届かなかったらしい。一段落してオジサンがお茶を一口すすった時、「あ、これね」と笑顔と共に手渡されたきれいにたたまれた紙風船。待ってました！とばかりにフーッと思い切り空気を吹き込むと、小さな四角い風船の出来上がり。手の平に乗った四角い風船をポンポーンと空中に飛ばすのが嬉しくて大はしゃぎだった。

地方との距離感が今よりずっとずっと遠かったあの頃。クスリのオジサンは、祖母にとって命綱だったリウマチの薬だけでなく、地方の文化や香りや刺激を手土産にやって来て、家族に笑顔を与えてくれた。オジサンは身体のクスリだけではなく、心のクスリも運んでくれていたのだ。

あれから数十年、富山との御縁は今に繋がる。夫は演劇集団「奥田塾」を開催し、富山の若者達の育成の為、月に一度は富山を訪れている。かの有名な「女一揆」発祥の地で出会った女性達はパワフルで、私は「アマゾネス軍団」と命名し、美味しいお寿司をたらふく食べた後の二次会は、ブラックラーメンといったオットロシイ（富山弁で恐ろしいの意味）女子会を開いている。

今はネットでポチッとすれば、服でもラーメンでも何でも買えるし、会った事もない人と友達になれる時代だが、「クスリのオジサン」が運んでくれた人との触れ合いや繋がりのあたたかさは、どんな時代でも一番の宝だと私は思う。

（エッセイスト・コメンテーター）

置き薬と富山の産業④

医薬品の包材・パッケージ3

富山の置き薬と深く関係する包材産業の中には、紙以外にも現在利用されているプラスチック、アルミ等金属、ガラスなどの容器製造等を行う会社があります。

製薬会社の要請を受けて、日本初のアルミニウム製の高貴薬容器を製造したと伝えられる会社は、その後、主に医薬品向けのブリキ印刷、金属チューブの製造を始め、富山売薬とともに歩み発展しました。現在では医薬品だけでなく様々な用途に広く利用されるアルミチューブ、プラスチックチューブ、アルミエアゾール缶、アルミ飲料缶などの製品を手掛け、アルミ容器のトップメーカーとなっています。

また、目薬など水薬の容器として薬瓶が使用されたことから、明治、大正時代には手作りガラスの薬瓶製造で富山は全国のトップシェアを誇り、昭和戦前には富山駅周辺を中心に、溶解炉を持ったガラス工場が十社以上あったといわれています。時代の流れとともに、目薬などの一部のガラス容器はプラスチック製に、また木製であった置き薬の薬箱もプラスチックに変わっています。現在では、プラスチックだけでなく、医薬品の充填と容器の製造、印刷加工を連続して行う（BFS*システム）など新しい医薬品製造にも取り組んでいます。

＊BFS（Blow Fill Seal）成形同時充填

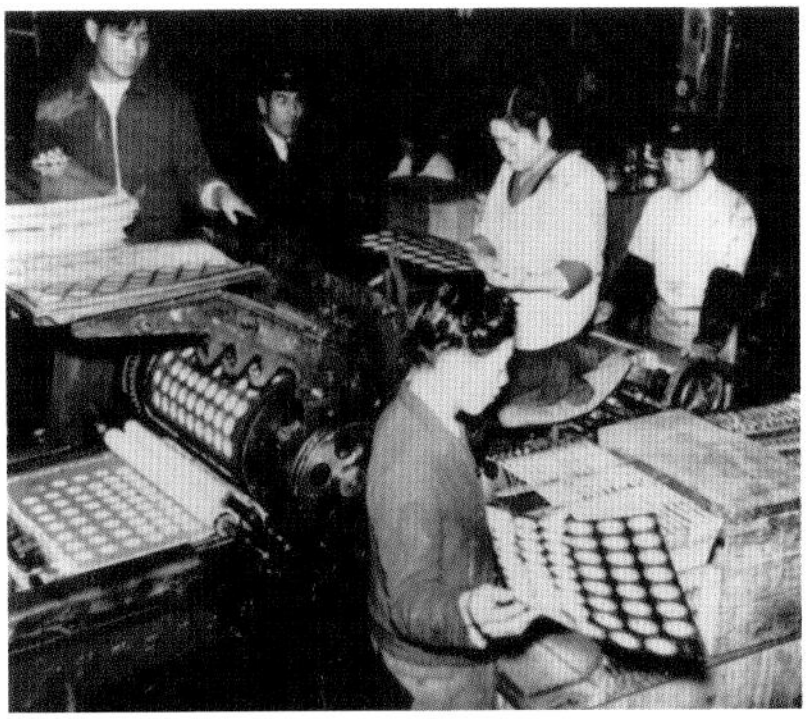

ブリキ印刷の様子

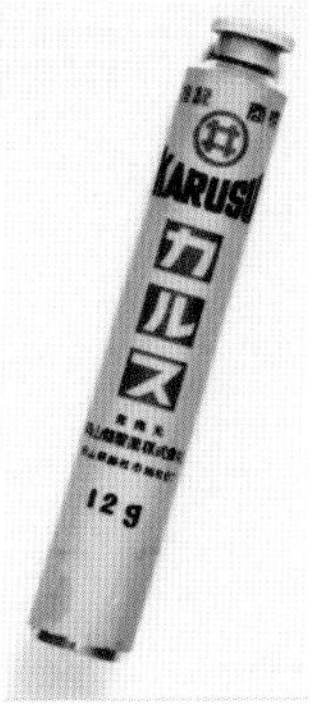

アルミチューブの
製造開始

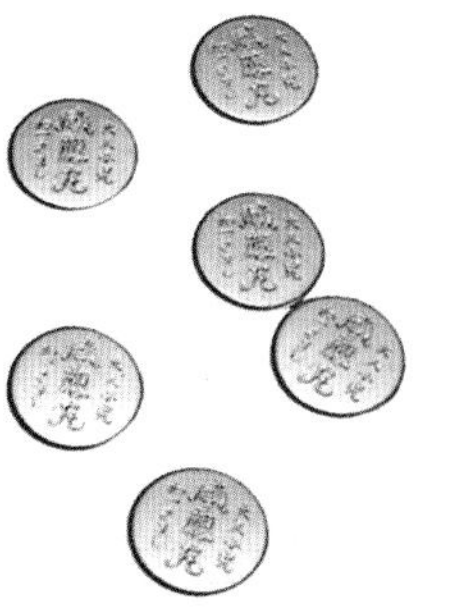

日本初といわれるアルミニウム製
高貴薬容器
（提供：武内プレス工業株式会社）

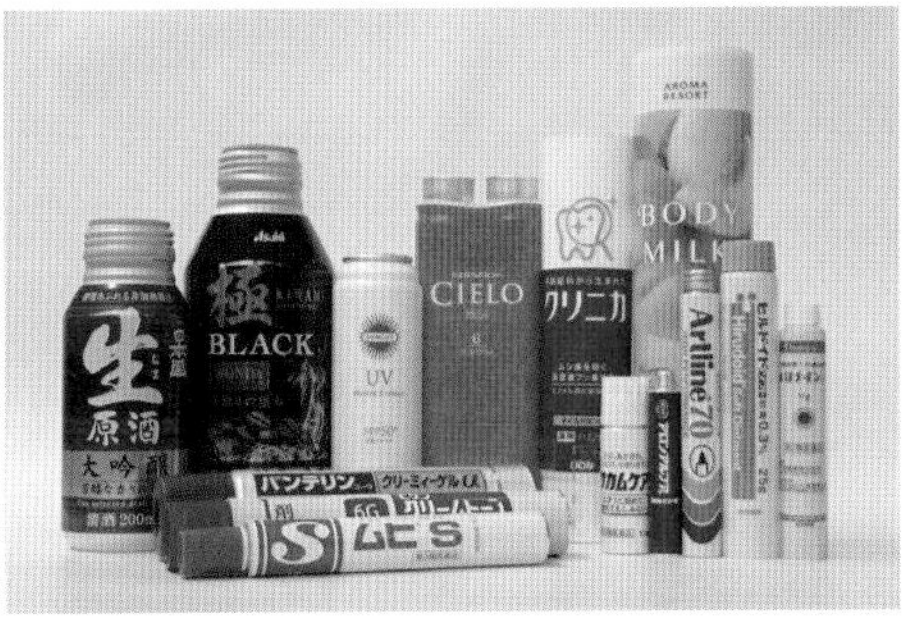

（提供：武内プレス工業株式会社）

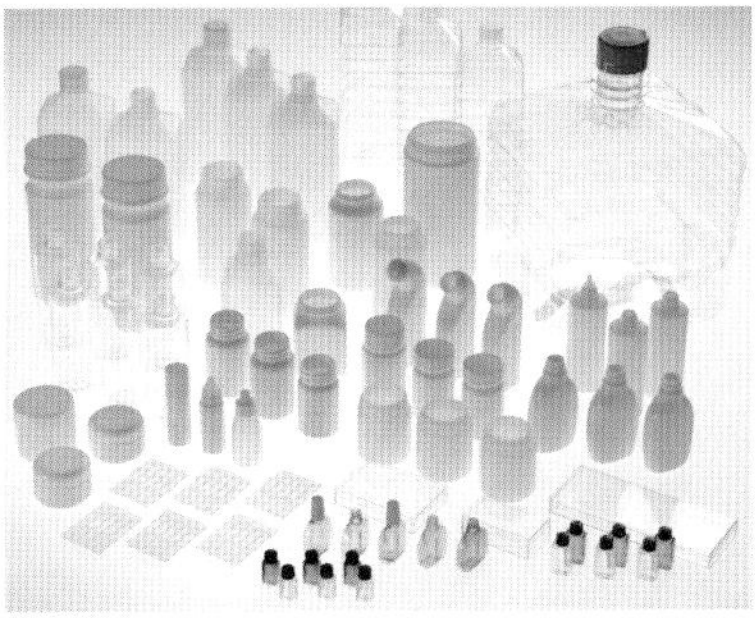

（提供：阪神化成工業株式会社）

医薬品以外にも暮らしの様々な場面で利用されるアルミ製の各種容器（左）・プラスチック製の各種容器（右）

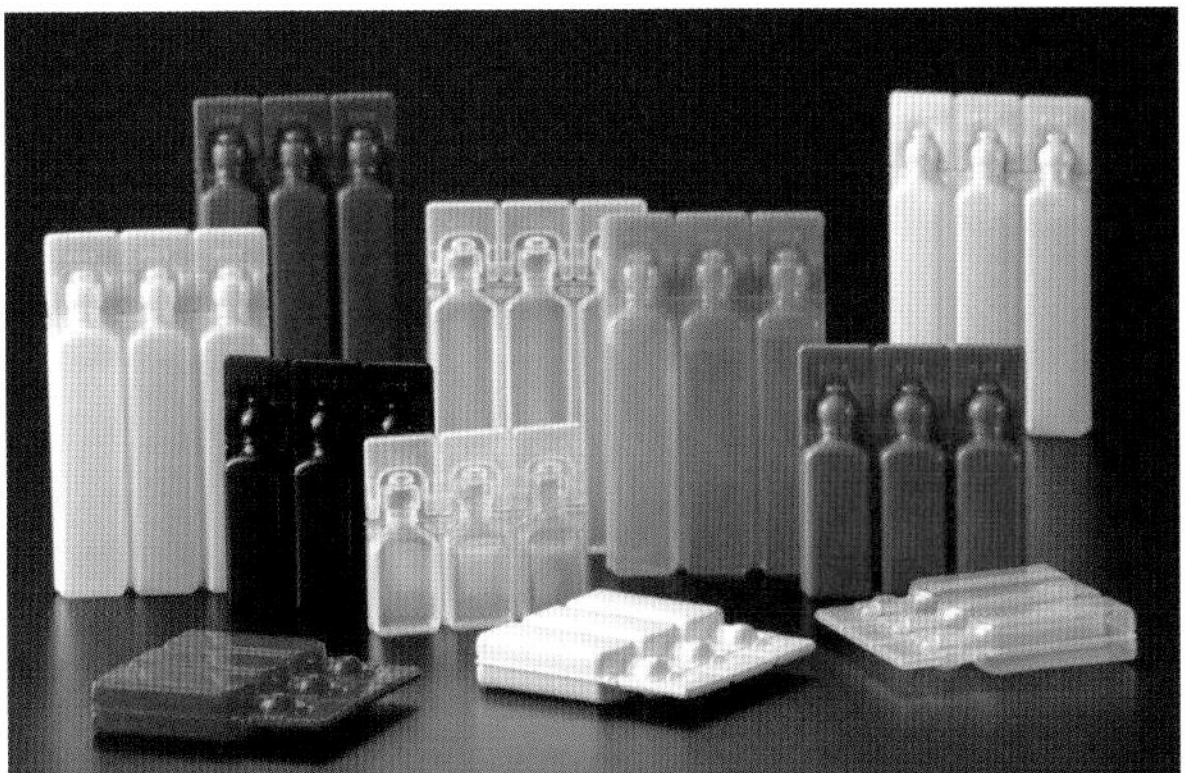

最新の BFS
（提供：ファーマパック株式会社）

富山売薬の魅力

太田和彦

小学生のころ住んだ長野県木曽の山奥は訪ねてくる人などなかったが、富山の薬売りは風呂敷包の柳行李を背にやってきて、母はお茶を出していた。終戦後の情勢下、ゴム紐の押し売りも来たから不意の客は警戒していたが、薬売りの人は安心できたのだろう。座る母の肩に手を乗せて立つ子供の私におじさんは紙風船をくれた。柱に下げた薬袋はお守り程度と思っていたが、ある夜腹痛をおこした父に母は袋を開けた。その後引っ越しをしたがあの袋はどうしたのだろう。

後年、私は銀座資生堂の宣伝デザイナーになり、七十年代当時、世界を席捲していたポップアートに注目していた。ポップアートとは、それまでの個人作家の純粋な創作美術ではなく、商業主義の生み出した大衆美学を肯定し強調する美術だ。

一九八五年、富山県美術館が主催する第一回「世界ポスタートリエンナーレトヤマ」で私は銀賞を得て、富山県美術館での授賞式を終え、初めて富山の町を歩いた。

大看板「天保元年創業　越中反魂丹」の上がる、蔵造りなまこ壁の池田屋安兵衛老舗に入ると様々な売薬小袋があった。アスナオール、セキトマル、ケロリン、ケローリ、チンツーサン、ほがらか、ズバリ（頭歯利）などなど。「散剤せきどめ」の袋に描かれた垂れ目美人は直ったのかにっこりとマスクをはずし、「チンツーサン」の微笑む美人は今はあまり見ないパーマ髪形、その名も「せき」は名女優・高峰秀子に似る、「脳快」の男女は頭に手をやる。これはまさにポップアートだ。私はお守りにと美人優先でいくつかを買った。

薬というよりは「美術的」に興味を持ち、後年、富山市の「廣貫堂資料館」を訪ねた。大きな敷地に白壁が横長に美しい館は、富山薬売りの衣装、支度、景品、売薬版画などじつに興味深い文化遺産で、かつての反魂丹《はんごんたん》、慎虫丸《しんちゅうがん》、實母散《じつぼさん》、萬金丹《まんきんたん》、蒼龍丸《そうりゅうがん》、熊膽圓《ゆうたんえん》、六神丸《ろくしんがん》、宝《ほう》丹《たん》などのネーミングも知る。充実した「美人編」コーナーで、セキコロン、ケロポン、サワヤカゲン、ニッコリ、ネオはればれ、「咳去りぬ」と漢字を充てたくなるセキサリンなどの美女に出会う。学芸員の方から、各社たくさんある達磨の絵柄はみな風邪薬で、「七転び八起き」寝込んでも起き上がるの意と教わった。

見ただけではない。かねてより居酒屋取材に携行していた、二日酔のむかつき・便秘・胃弱用の和漢生薬製剤「熊膽圓S」の二百包大箱を購入。これはとてもよく効き今や守り神だ。さらに銭湯でおなじみの黄色いケロリン桶のストラップ付きミニをいくつも買い、あちこちにプレゼントするととても喜ばれた。これぞポップ。

銅像好きの私は、富山駅前の富山の薬売りの像が大好きだ。台座高い偉人像ではなく地面に、一人は荷を脇に置いて帳面をめくり、もう一人はハンチング帽、尻はしょり、風呂敷の柳行李を背に今出てゆくところで、着物の幼子が風船を手に見送る。

富山人は不相応な大望をいだかず、堅実に努力してはやいうちに家を建て、三世代で住むことを大切にしているときいた。富山不滅のキャッチフレーズは「水よし、酒よし、魚よし」。名物ます寿しは大好物。居酒屋も充実していくつもなじみの店がある。富山置き薬の「先用後利」は、他人を信じて実直な富山人気質だからできたのだろう。

（グラフィックデザイナー・作家）

引札《ひきふだ》とチラシ

引札は、現在の広告チラシにあたるものです。江戸時代から商品や商店の大売り出しなどの宣伝のために使われ、明治時代中~後期頃、最も盛んに配られました。「引く」という言葉には、「引っ張る」、さらには「配る」という意味があり、宣伝文句や絵によってお客さんを誘う印刷物なのです。

富山売薬業は配置商法であり、得意先との何世代にもわたる関係を築いていたことから、江戸時代の頃は広告・宣伝は必要ありませんでした。しかし、明治時代になると、藩の統制がなくなり自由な営業が可能となったため、新たな競争が始まったのです。そこで広告・宣伝の必要が生じ、売薬さんも引札を配るようになったと見られます。

明治時代の引札は、全国的に見ても浮世絵版画の流れを汲んだ、色使いが鮮やかで派手な絵が好んで取り上げられました。富山売薬の引札でも、めでたさを強調したもの、新しい風俗を強調したものなど、売薬版画と見間違えそうな図柄が多く見られます。

しかし大正時代になると、人々の生活様式や消費スタイルの変化をうけ、引札も新しいデザインのチラシやカレンダーなどに姿を変えていきました。ただし、絵柄によって相手の目を惹きつけるという、引札の基本的なスタイルが、現代の広告にも受け継がれていることは見逃せません。まさに引札は、「商業広告の元祖」だったといえるでしょう。

なお、富山売薬の場合、図柄だけでは引札とチラシの明確な区別をつけ難い面があります。したがって、ここでは従来の木版印刷技術の延長上で制作されたものを引札、近代印刷技術によるものをチラシとしました。

【明治時代初期〜中期】

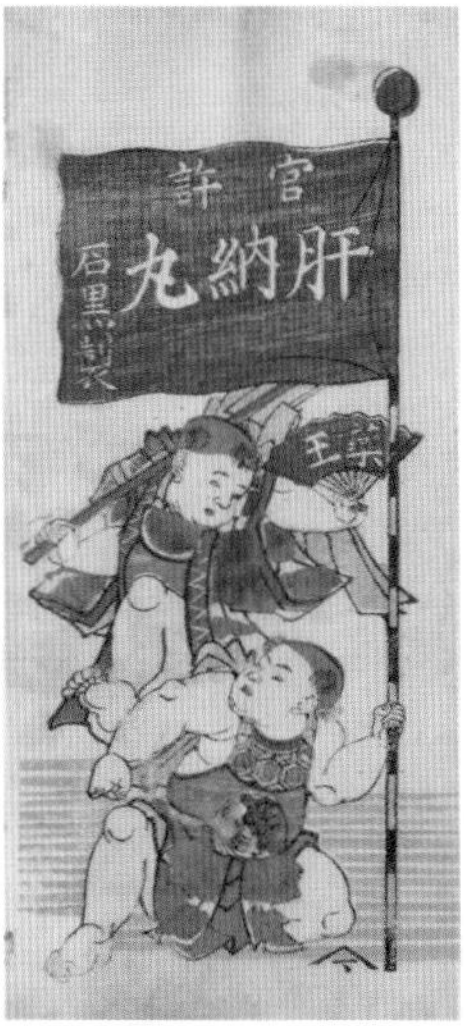

引札「官許肝納丸、石黒製」
明治時代初期（所蔵：富山市郷土博物館）
明治の初年、文明開化の風潮により、西洋式の旗を新式の看板のように立てることが流行しました。

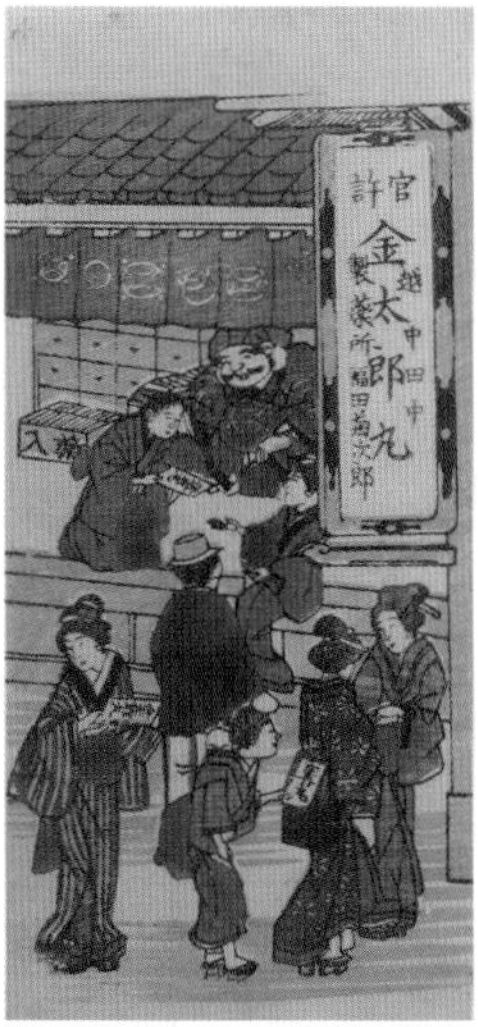

引札「官許金太郎丸、越中田中・製薬所福田菊次郎」
明治時代初期（所蔵：東亜薬品株式会社）
大黒さんのお店という伝統的な図柄のなかにも、洋装のお客さんが混じり新しい時代を反映しています。

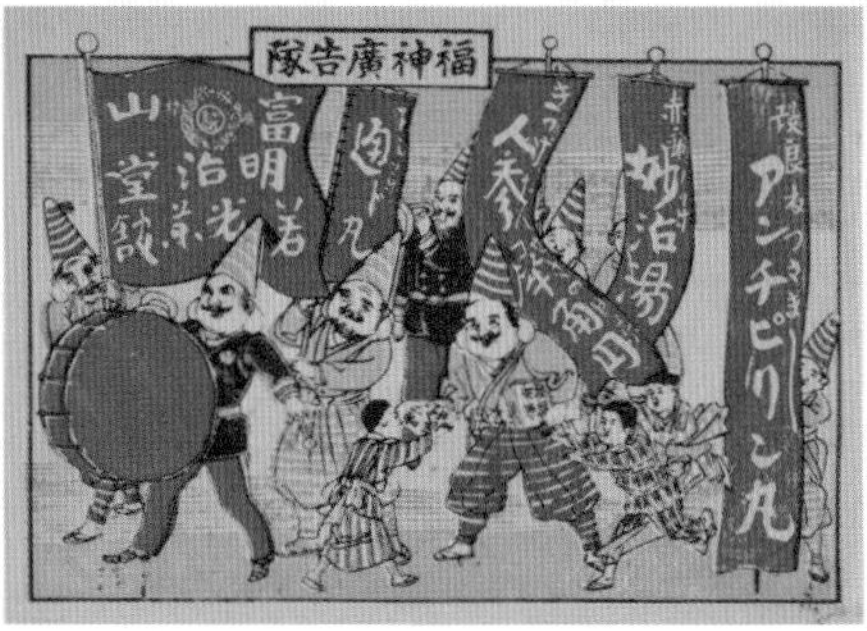

引札「福神広告隊、富山・明治堂若光薬舗」
明治時代中期頃（所蔵：富山市売薬資料館）
三角帽子をかぶった七福神の広告隊です。新しい明治の風俗ですが、子供たちに人気だったのでしょう。

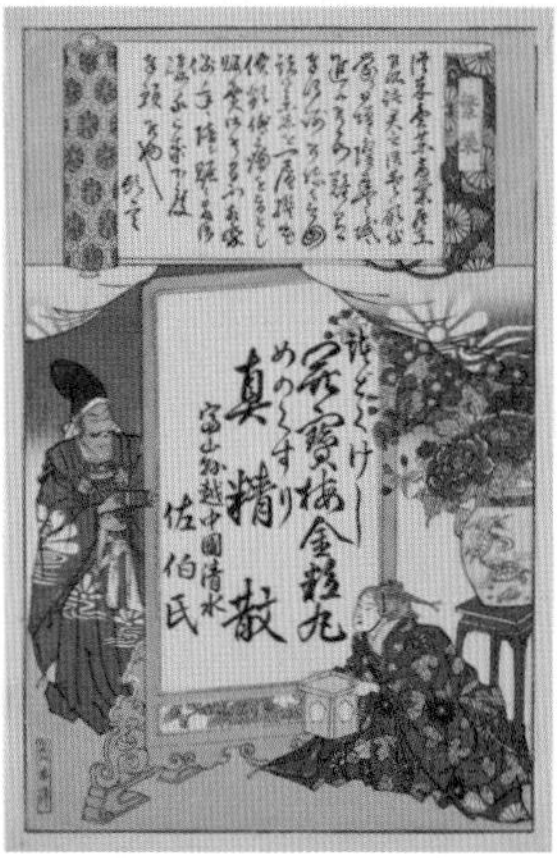

引札「諸どくけし・開宝梅金粒丸ほか、富山県越中国清水・佐伯氏」
明治時代前〜中期頃（所蔵：富山市売薬資料館）
忠孝の鑑である楠正成に、富貴の象徴である牡丹と美人の組み合わせです。この頃の引札の典型といってよい図柄です。

【明治時代後期～昭和初期】

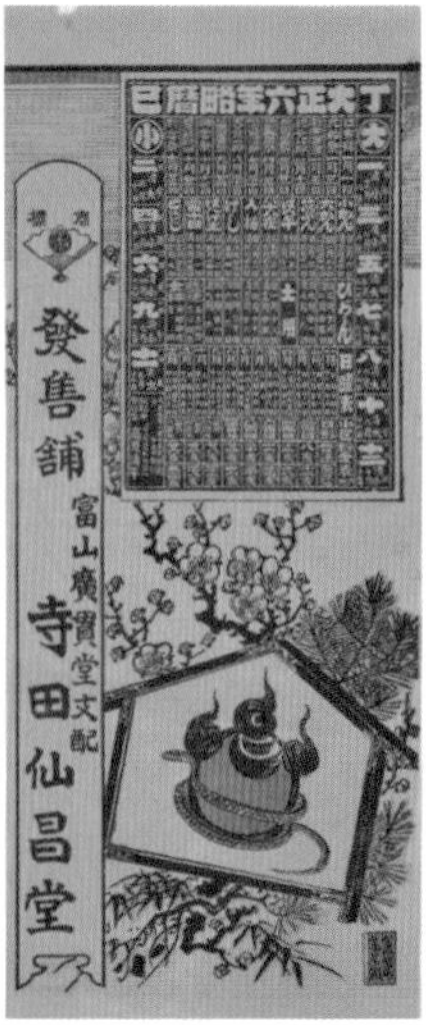

引札「富山廣貫堂支配・寺田仙昌堂、大正六年略暦」（所蔵：富山市売薬資料館）
チラシを引札と呼んだのは、この頃までのようです。なお、暦が刷り込まれているのは、長い期間見てもらうための工夫です。

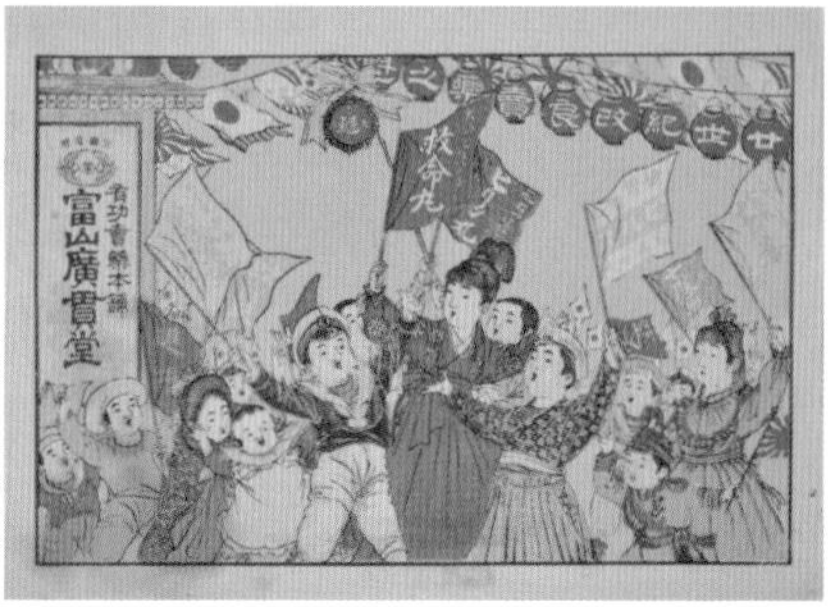

引札「廿世紀改良売薬之魁、救命丸ほか、有功売薬本舗・富山廣貫堂」
明治時代後期（所蔵：富山市売薬資料館）
日露戦争の勝利による、国民の高揚した気分を示した図柄といえるでしょう。

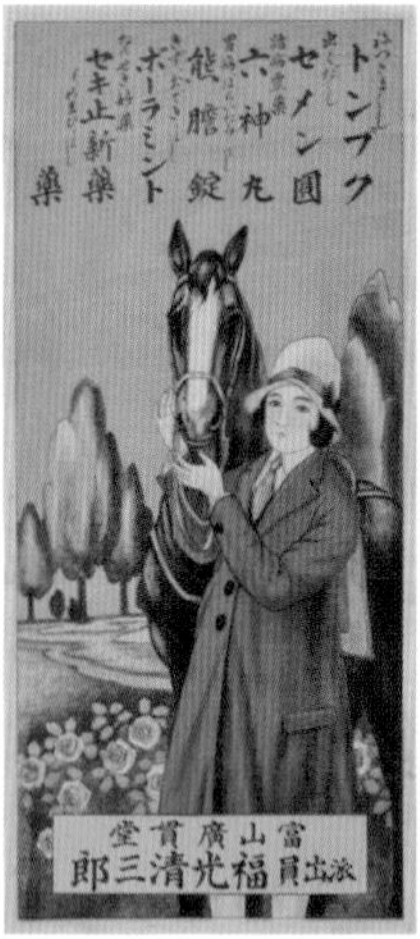

チラシ「トンプク・セメン円ほか、富山広貫堂派出員・福光清三郎」
大正時代後期～昭和初期頃（所蔵：富山市売薬資料館）
断髪で洋装の若い女性、このように新しい風俗などで目を惹きつける手法は、引札と呼ばれた頃と変わりません。

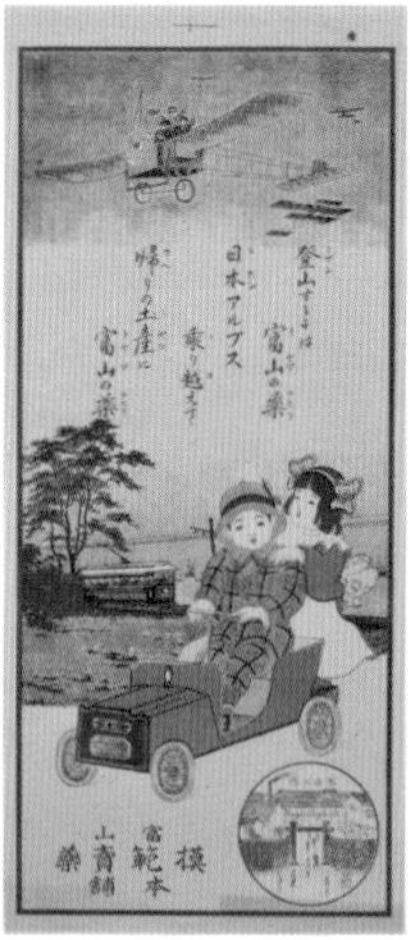

チラシ「登山するには富山の薬、富山模範売薬本舗」
大正時代頃（所蔵：富山市売薬資料館）
自動車に電車、空には飛行機と、新しい乗物のオンパレードです。また当時、新しいスポーツであった「登山」という言葉も登場しています。

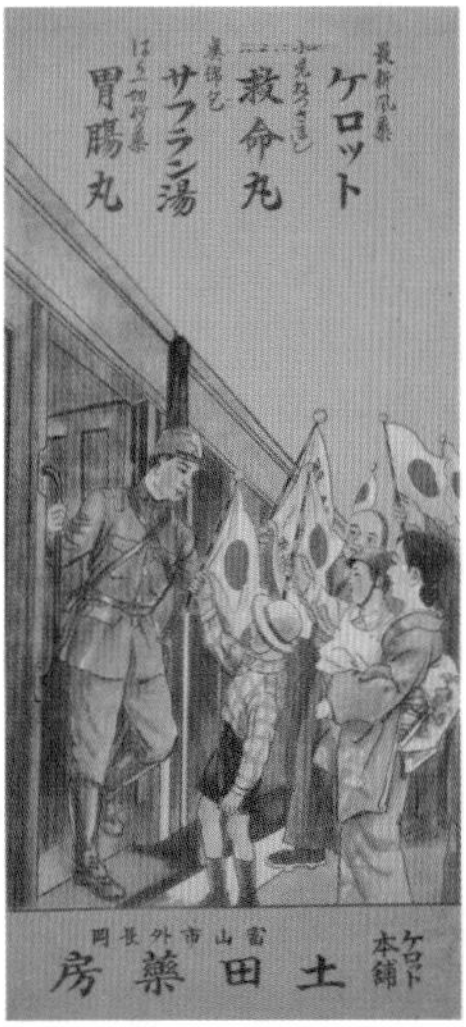

チラシ「ケロット・救命丸ほか、
富山市外長岡、ケロット本舗・土田薬房」
昭和戦中期（所蔵：富山市売薬資料館）
出征兵士と見送りの人々が描かれており、戦中期の世相を如実に表しています。

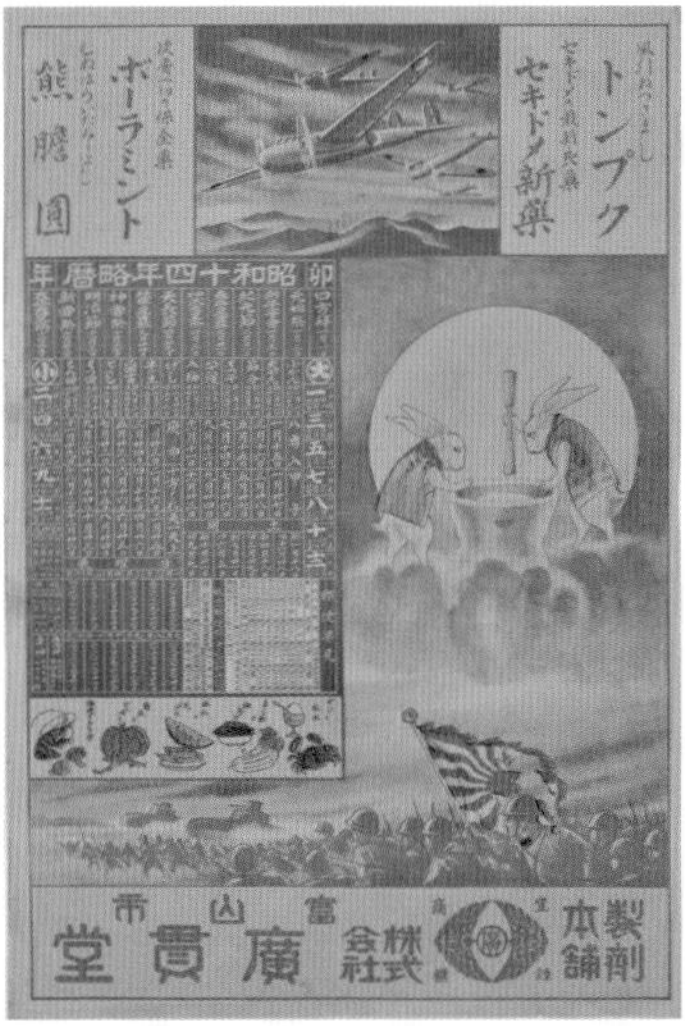

チラシ「トンプク・セキドメ新薬ほか、製剤本舗・
富山市廣貫堂、昭和十四年略暦・喰合せ表付」
（所蔵：富山市売薬資料館）
当時の社会情勢を反映して軍隊が描かれています。しかし略暦も刷り込まれており、引札と呼ばれた頃のデザインを色濃く残しています。

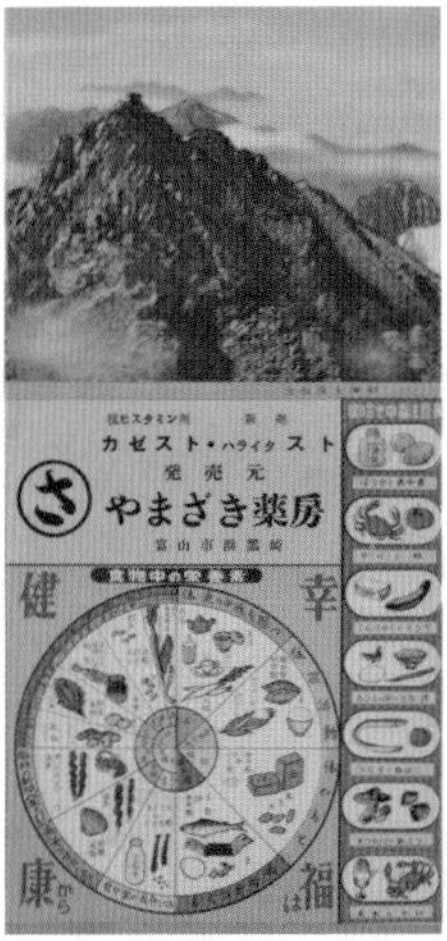

チラシ「カゼスト・ハライタストほか、富山市
浜黒崎・やまざき薬房、栄養表・喰合せ表付」
昭和戦後期（所蔵：富山市売薬資料館）
喰合せ表は、大正時代以降の売薬チラシの定番情報でした。さらに戦後になると、栄養表も見られるようになりました。

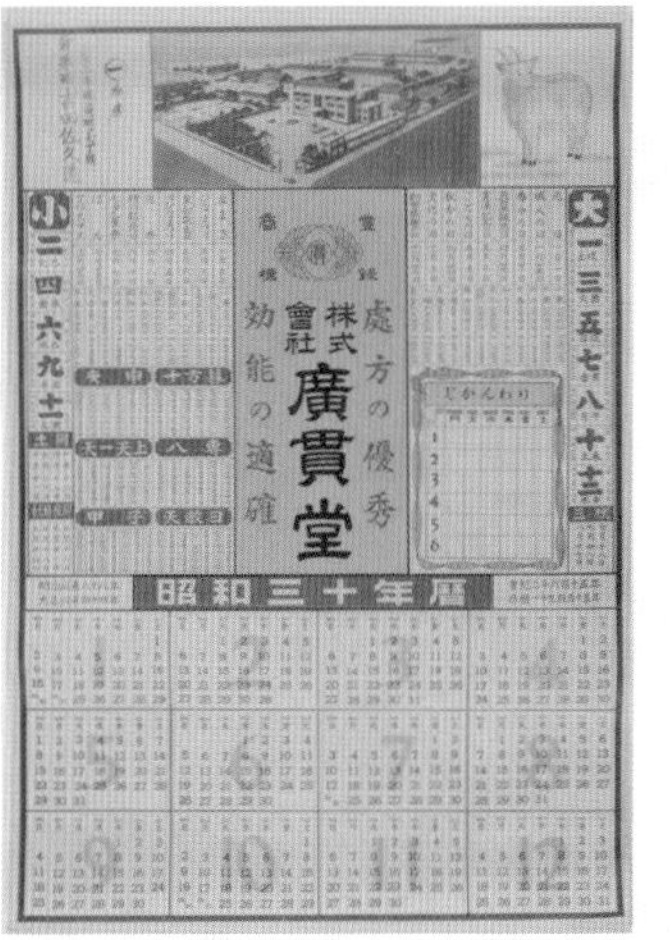

チラシ「処方の優秀・効能の適格、廣貫堂、
昭和三十年暦」
（所蔵：富山市売薬資料館）
引札はカレンダーなどに転換していきましたが、昭和戦後期になっても引札の名残をとどめたデザインが見られました。

臥薪嘗胆

桝田隆一郎

史記に登場する呉越の戦いで越王勾践《こうせん》が呉王夫差《ふさ》への屈辱を忘れないために苦い胆を舐め毎晩寝て雪辱を果たした故事は日本でも古くから知られ、日清戦争後の三国干渉で遼東半島を返還させられた時には広く使われたようです。

この胆が熊の胆であることはあまり知られていませんが、我が家では「家伝の妙薬」「なんにでも効く万能薬」として「熱が出たとき」「おなかがいたい時」「乗り物酔い」「もたれ」「めまい」要するに体調がすぐれない時にはすべて「熊の胆を呑まれ」でした。

熊の胆は消化剤である熊の胆汁をためておく胆嚢《たんのう》を平たく干したものですが、近年の研究で牛や豚などの動物胆でも同じような消化効果がみられるとされています。しかし自然界の中では熊だけが鮭の内臓を食べます。川の鮭の内臓は寄生虫が多く、他の動物はそのために内臓を食べないようですが、熊の胆汁は寄生虫までものともせず、消化してしまう効力があるので古くから中国でも漢方薬でもてはやされたのかと勝手に解釈しています。

私は小さいときから松井伊兵衛商店の「大極上正真熊膽」を削って苦い思いをしながらお湯と飲んでいましたが、私の嫁いできた妻、３人の子供達もいまだに調子が悪いときは医者にも行かず、熊の胆を削って飲んで問題を解決しています。

私の父の時代はさらに熱が出ると犀角《さいかく》を削って飲んでいたようですが何年か前に思い出して我が家の薬の箪笥を開けてみるとなんと「犀角」「牛黄《ごおう》」「麝香《じゃこう》」「桂皮」などがスライスする刀や煎じる道具と出てきました。

最近明治維新は薩摩が密貿易で北海道の昆布と交換して得た漢方薬の原料をさばいた資金で軍備を増強できたことが大きいとの説が唱えられていますが越中人としては我が家の犀角などをみるとロマンが掻き立てられずにはいられません。

以前に北前船を再現した陸奥丸が富山に寄港した際に乗船の機会に恵まれました。GPSも無線もない時代に荒波の中1枚帆で甲板の下は倉庫と船室。海に落ちると船に戻れないことや難破の危険性は容易に想像できました。このような船に乗って私の祖先たちも北海道に移り住み、屯田兵と共に旭川に入植し造り酒屋を興し稼いで富山市の岩瀬に戻って再び酒造りを始めました。

現在の薬の富山や我が桝田酒造店も先人の冒険心、探検心、果てしない努力の積み重ねの上にあることは疑いありません。

今の我々の世代は自分たちでは汗をかいて必死で働いているつもりになっていますが、果たして祖先たちは我々をぬるま湯に漬かりきり、変化を恐れ、小さくまとまっているように苦々しく見ているのではないでしょうか?

いまいちど世界の中での富山の立ち位置を再認して硬い薪の上に寝て苦い胆を舐め富山、日本が世界で光るように毎日熟考するタイミングのように感じます。

寄稿文を見直して気が付き、父にも確認しましたが我が家には売薬さんが来たことはなく置き薬もありませんでしたので紙風船も知らず置き薬は県外だけのものと思っていました。

（桝田酒造店5代目蔵元）

富山売薬と各地との関係①

富山売薬の商圏

富山売薬*は、江戸時代には、全国で八割を超える圧倒的な商圏を有していたとされています。このため、実際には他国売薬であっても、富山の置き薬と思い込んでいたという他県の方の話も聞くのです。

江戸時代に他藩へ出かけて商売を行うことは、現在の外国貿易に例えることができます。そのような時代に、富山藩は、「他領商売勝手」の触れを出し、その後見られるような、富山売薬の全国への市場拡大に結びつけました。そのアイデア、行動力は、先進的な取り組みといえます。

そうして他藩へ出かけて行った富山の売薬商人は、行商先において他地域の売薬商人と競合することもありました。しかし、富山藩の支援や仲間組の団結などのおかげで、富山の売薬商人の人数と生産額は他を圧倒することとなったのです。

明治時代に入ると、それまでの藩の支援がなくなった一方、政府による洋薬の導入などの新たな政策が実施されたことは富山売薬にとって大打撃でした。しかし、洋薬のいち早い導入や企業化、そして何よりも江戸時代以来の行商経験、市場維持の努力を基に、その後、海外進出などの新しい取組みも進めていったのです。

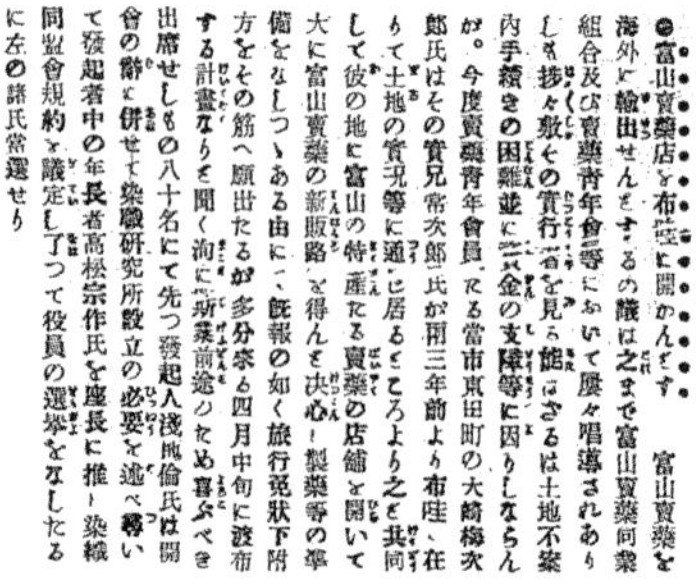
●富山賣藥店を布哇に開かんとす　富山賣藥を海外に輸出せんとするの議は之まで富山賣藥同業組合及び賣藥靑年會等に於いて屢々唱導されありしも捗々敷その實行者を見る能はざるは土地不案內手續きの困難並に資金の支障等に因りしならんか。今度賣藥靑年會員たる當市東田町の大崎梅次郞氏はその實兄常次郞氏が兩三年前より布哇に在りて土地の實況等に通じ居るところより之と共同して彼の地に富山の特產たる賣藥の店舗を開いて大に富山賣藥の新販路を得んと決心し製藥等の準備をなしつゝある由にて既報の如く旅行免狀下附方をその筋へ願出たるが多分來る四月中旬に渡布する計畫なりと聞く洵に斯業前途のため喜ぶべき
出席せしもの八十名にて先づ發起人淺地倫氏は開會の辭に併せて染織研究所設立の必要を述べ繼いて發起者中の年長者高松宗作氏を座長に推し染織同盟會規約を議定し了つて役員の選擧をなしたるに左の諸氏當選せり

「明治35年3月 ハワイの売薬店」「富山日報」同年3月12日記事
（所蔵：富山県立図書館）
富山売薬は、中国や東南アジア、ハワイなど広く海外へ進出していきました。この記事は、その一例で、富山売薬の新販路を開拓しようとしてハワイへ渡る計画を報じたものです。

＊本書における「富山売薬」とは、江戸時代は富山藩領民によるものを指しますが、明治時代以降は越中国全体（現在の富山県）の売薬業のことをいいます。

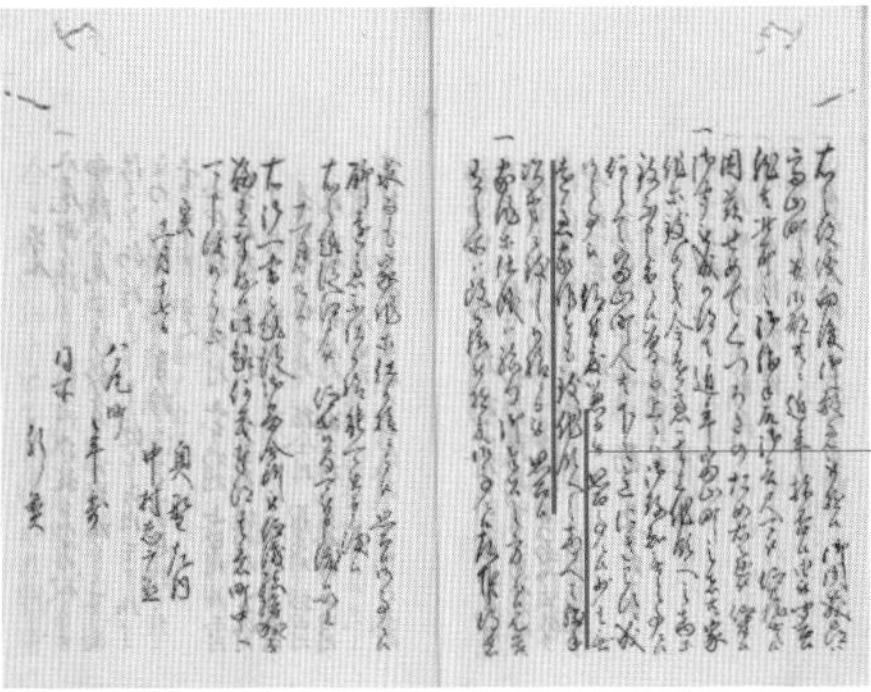

……………他領へ之商人者勝手次第ニ致し候様ニ与被思召候（他藩への商売も思うとおりにするよう思召されている）

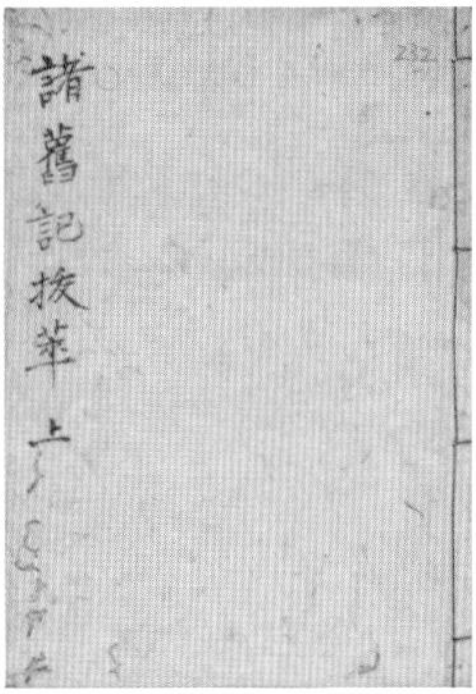

「諸旧《しょきゅう》記《き》抜萃《ばっすい》」（所蔵：富山県立図書館・前田文書）より
（元禄11年）11月　八尾町諸新役等赦免、富山町人の他領商売勝手等につき申渡書

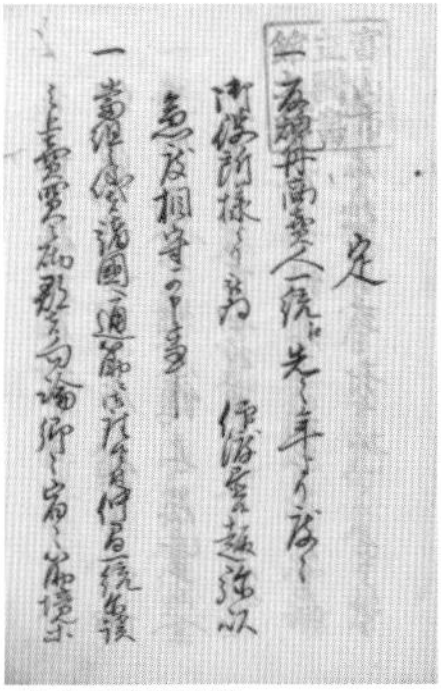

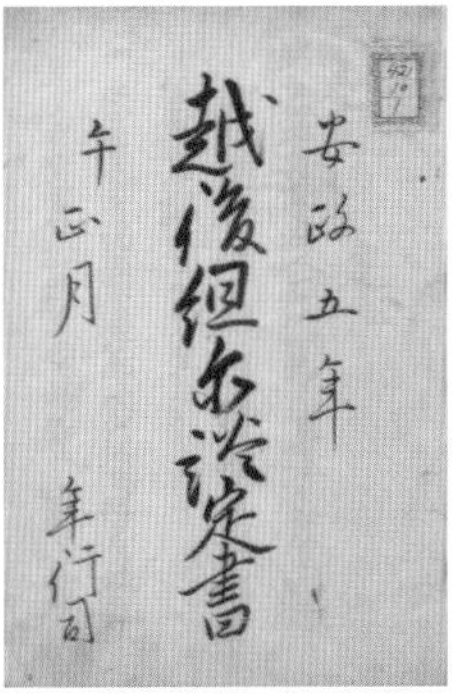

「越後組示談定書《えちごぐみじだんさだめがき》」（所蔵：富山県立図書館・富山藩文書）
富山売薬それぞれの組では、示談と呼ばれる規約を作成し、信用保持や仲間の団結などを定め、お互いの利益の維持に努めました。旅先藩とのトラブルを避けるための条文、過当競争を防止して利益を保護するための条文、仲間の結束の強化のための条文などがあります。

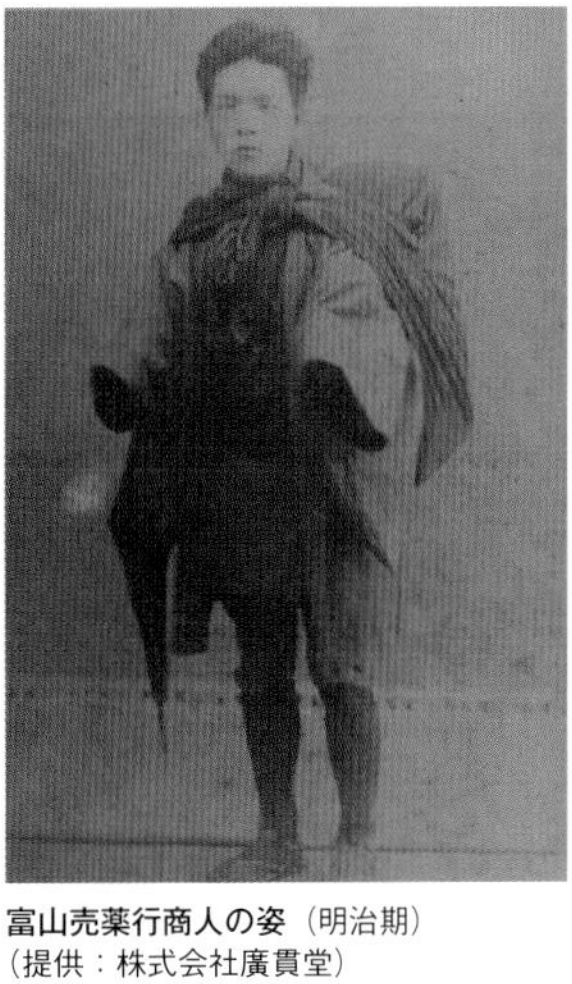

富山売薬行商人の姿（明治期）
（提供：株式会社廣貫堂）

私と富山を繋ぐもの

石本沙織

子供の頃、実家のヒンヤリとした夏の玄関の板の間が好きだった。夏休みになると玄関横の階段をテーブル代わりにして宿題をし、少しスペースも広いので、縄跳びをしたり、ボールで遊んだり。玄関には子供の頃の思い出が詰まっている。

そんなお気に入りの玄関に、よく売薬さん「富山の薬売り」が訪ねてきていた。笑顔と共に、玄関先で大きな鞄から薬を取り出し、使った分だけの薬を補充する。

母や祖母がお茶を出して玄関先で対応している横で、私は玄関の脇の階段で遊んだりしながら待っていた。なぜなら、その時に決まってもらえるお目当てのものがあったからである。それは——「四角い紙風船」だ。県外の友達に言うと「何それ？」といわれるが、私たちにとって紙風船は四角いもの。丸いカラフルな紙風船は絵本でしか見たことがない。その紙風船をもらって、話し込む母親と売薬さんを横に、広い玄関でポーンポーンと遊んだものだ。しかし小学校高学年くらいになると、他に面白いテレビでもやっていたのか、私は売薬さんが来ても玄関には出なくなり、膨らまされることのない紙風船がブラウン管の上に積み重なっていった。

富山の売薬さんとの思い出はこれで終わってしまったが、富山の薬はその後も私の生活になくてはならないものとして続いていく。18歳の時、私は大学進学のため東京に出ることになったのだが、末娘の一人暮らしを不安に思った両親は、先に東京で就職していた姉と一緒に暮らすことを勧めた。8歳も離れているので、当時の私にとって姉は頼もしい存在。先に東京で進学、就職していた姉と一緒に住むことはとても心強かった。

そんな東京暮らしでもう一つ心強かった存在、それが富山の薬だ。兄も含めて子供たち3人全員が東京にいる両親は、父親が運転する車で頻繁に東京に来ていた。その時に必ず持ってきてくれたもの、それが「ます寿し」と、ポリタンクに大量に入った富山の名水「穴の谷《あなんたん》の霊水」、そして慣れ親しんだ「富山の薬」。いつも富山を出るときに母親が、「何か足りん薬、ないけ？」と電話をくれ、補充する薬を持ってきてくれる。頭痛薬の「ケロリン」、腹痛用の「赤玉」、胃腸薬の「熊《くま》の胆《い》」。どれも良く使っていたが、慣れない環境に生活が乱れがちになり胃腸を壊すことが増えたせいで熊の胆の減りは早かった。キズバン（絆創膏のことをこう呼ぶのは、富山だけらしい）も持ってきてくれるし、薬箱の中身一式を定期的に届けてくれる。気が付けば、東京で暮らす私にとって、母が「富山の薬売り」となってくれていたのだ。

体調を崩したときも東京まで飛んで来てくれたり、富山で里帰り出産をしたときもいろいろと支えてくれたり…。母はいつも私の体調を気遣い、寄り添ってくれた。そんな時、私は幼い頃に見たあの売薬さんと母を重ねていたのかもしれない。

私の心の深いところに、いつも富山はある。そして、富山の薬売り文化は、今でも私と家族を繋ぐ大切なものとして根付いている。

（アナウンサー）

富山売薬と各地との関係②

滋賀（近江）売薬

全国には富山以外にも置き薬を行っていた地域があり、富山を含めて特に盛んな地域は四大売薬[*1]と呼ばれています。その一つに滋賀売薬があります。

滋賀（近江）は、古くから様々な薬草が自生し、栽培にも適した気候風土でありました。加えて、都に近い土地柄もあり、くすりの製造販売が行われやすい環境にあったと言えます。

滋賀の売薬は、甲賀、日野、街道売薬[*2]と大きく三つに分けられ、甲賀売薬は、多賀大社不動院や伊勢の朝熊嶽《あさまだけ》明宝院の山伏《やまぶし》等がお札とともにくすりを分け与えていたことが起源とされ、また、その山伏たちが甲賀忍者のルーツだという説もあります。

また、近江商人が全国に売り歩いた「萬病感応丸《まんびょうかんのうがん》」に代表される日野売薬、さらに街道売薬としては、東海道草津宿で売られていた「和中散」や中山道鳥居本宿で販売され現在も受け継がれている「赤玉神教丸」がその代表とされます。これらの古い歴史と伝統、高度成長期の企業誘致とともに医薬品の生産県としてめざましい発展をしてきました。

＊1 富山、滋賀（近江）、奈良（大和）、佐賀（田代）
＊2 街道沿いの店で店頭売りしたこと

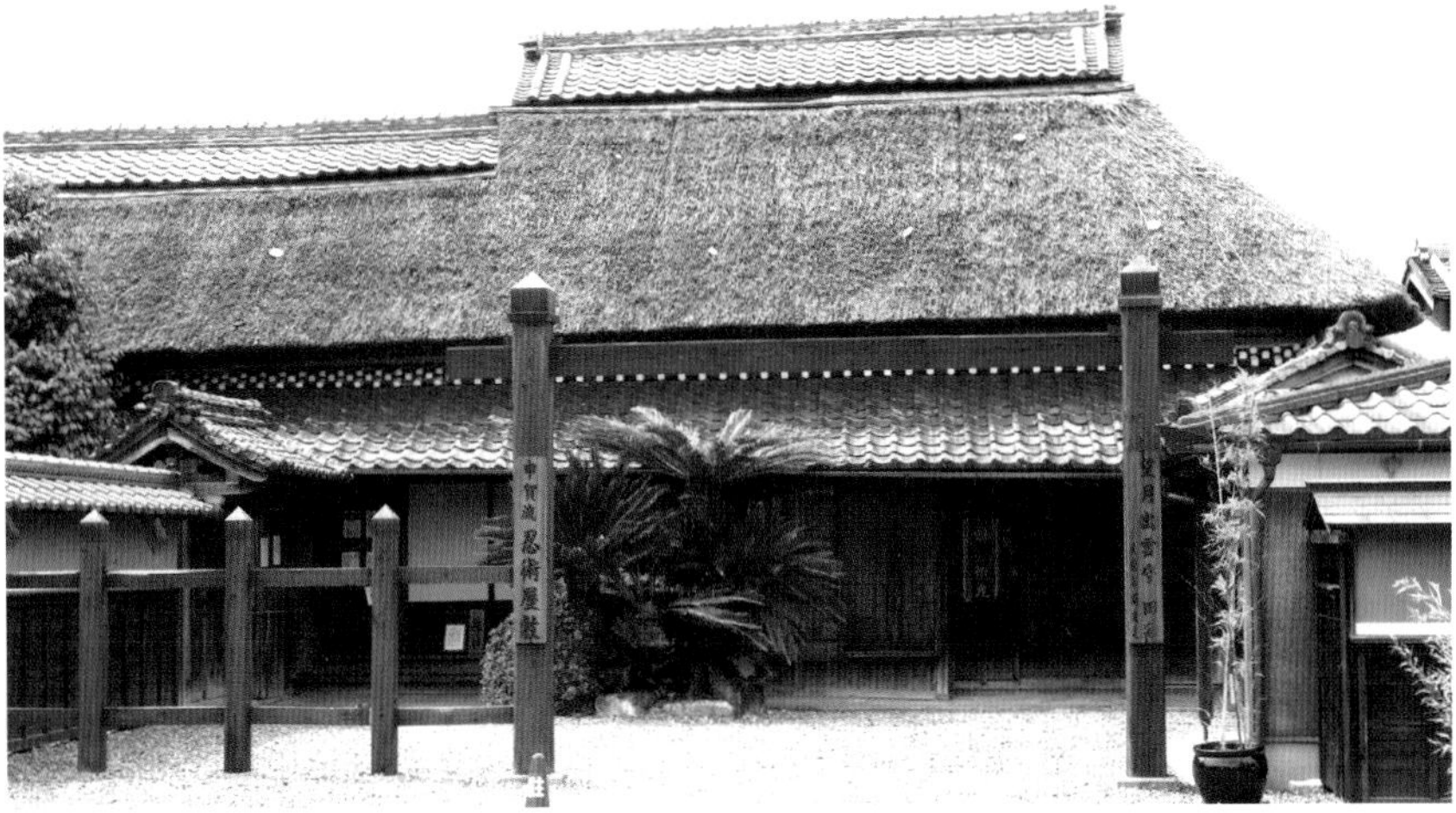

甲賀流忍術屋敷外観
甲賀流忍術屋敷（甲賀望月氏本家旧宅）は、甲賀五十三家の筆頭格、望月氏の住居として元禄年間に建てられました。明治24年には、近江製剤株式会社（共同製剤所）を設立し製薬業、売薬業を本格化させていきます。

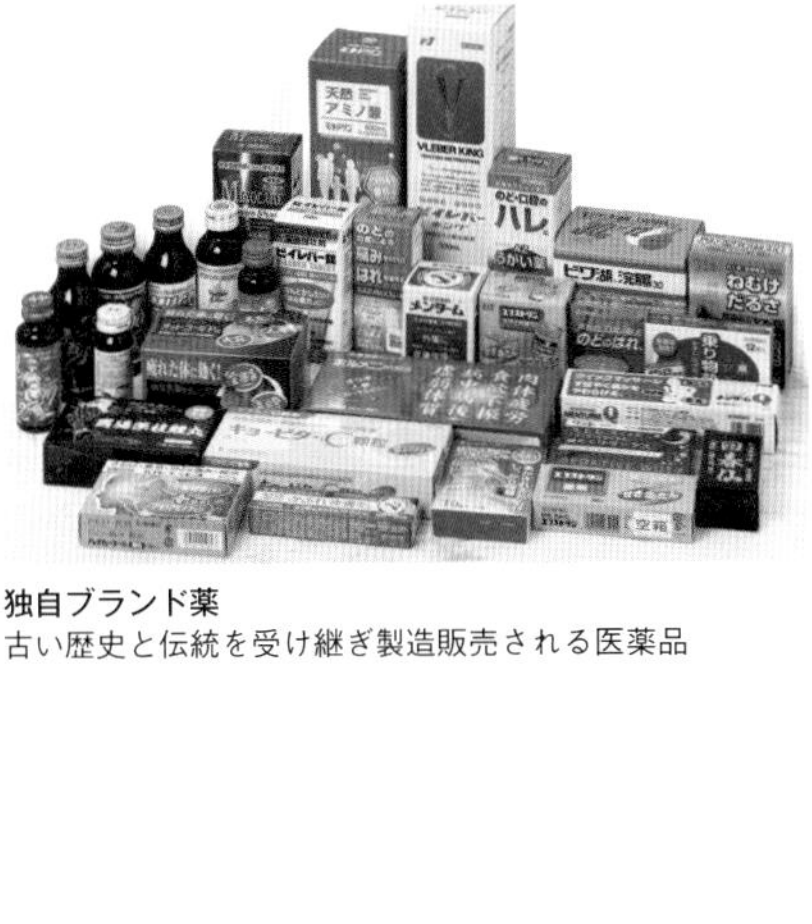

独自ブランド薬
古い歴史と伝統を受け継ぎ製造販売される医薬品

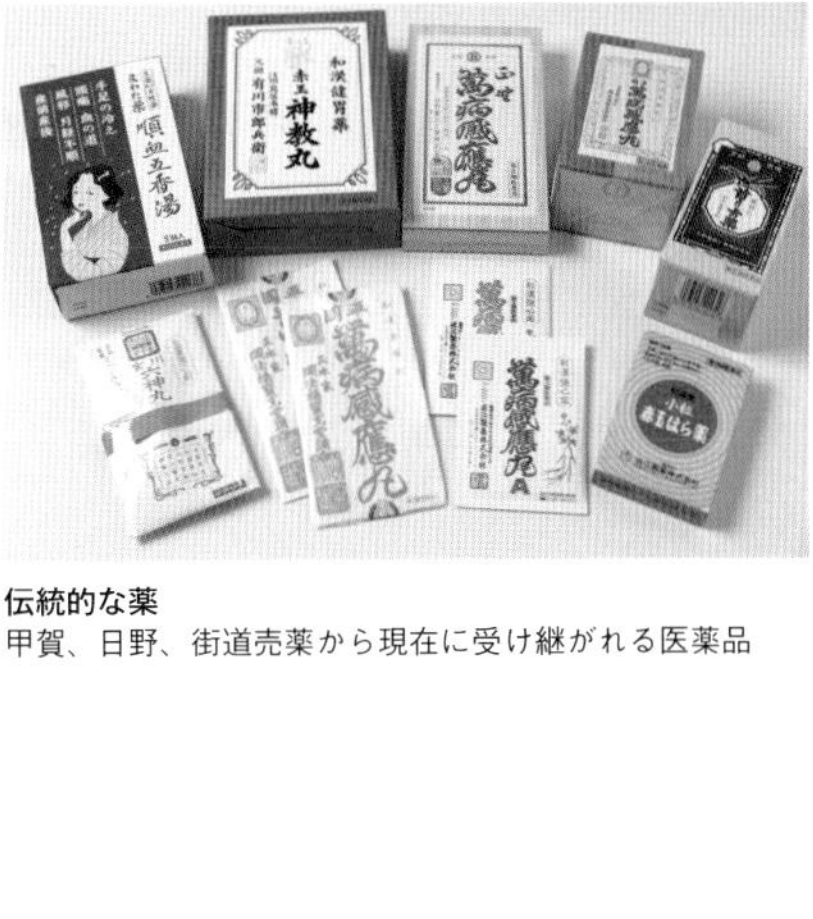

伝統的な薬
甲賀、日野、街道売薬から現在に受け継がれる医薬品

「富山の薬売り」と秩父困民党事件

間部俊明

明治17年11月1日、埼玉県秩父郡の農民数千人が一斉に蜂起し、その影響は周囲に広がり、大きな事件となった。事件後、多数が処罰され、中心人物とされた7人に死刑判決が言い渡されている。11名が死刑を執行された明治末年の大逆事件（幸徳事件）に匹敵する苛烈な裁判であった。昭和55年のＮＨＫ大河ドラマ「獅子の時代」にも取り上げられた。

秩父農民の蜂起は、自然発生的で無秩序な暴動ではなく、軍律5箇条により統制された行動だった。これを作成したのは参謀長菊池貫平であるが、彼は、長野県佐久郡北相木村の出身だった。なぜ、佐久の人間が秩父困民党軍の参謀長になったのか。佐久出身の直木賞作家井出孫六がその調書等を読み込んで書いた『秩父困民党群像』（昭和48年・新人物往来社）の中に、貫平と秩父をつないだ「富山の薬売り」木戸為三の活躍ぶりが手際よく生き生きと描かれている。

秩父地方は以前から養蚕が盛んであった。ペリー来航による開国によって、横浜港から海外に輸出される生糸製品の売れ行きが好調になったため、秩父地方の農民は豊かになった。ところが、明治14年頃からの松方デフレの影響で、生糸製品の輸出が振るわなくなると、養蚕農家は一転して苦境に立たされることになった。生糸製品が売れないと、借金をして買い入れた機織機械のローンが払えなくなる。そこで、貸主に利息の減免を願い出るが、にべもなく断られる。次いで、地元の行政に救済を求めて訴えるが、取り合ってもらえない。そこで、政府に願い出ようということになった。折から、隣接する信州佐久平でも、松方デフレによる養蚕農家の貧困化が進んだ。佐久平では、自由党に所属する民権家の活動が盛んになり、峠でつながる2つの地域の運動が合流し始めようとしており、そうした機運の中で貫平が秩父に向かったのである。

秩父にやってきた貫平を接待したのが当時23歳の木戸為三だった。彼は、秩父の人間ではなく、福井県遠敷郡生まれの「薬売り」だった。薬を売りに秩父にやって来た彼が見たものは、借金返済に苦しむ農民と過酷な取り立てをする貸金業者それに高金利を規制しようともしない役人の姿だった。見るに見かねた為三は、「薬売りなどそっちのけで、すっかり困民党になりきって秩父の山野を駆け巡る」ことになった。薬売りで培った「無類の聞き上手」の彼は、佐久からやってきた貫平を接待する中で、意気投合し、貫平を秩父困民党に引き入れることとなった。「薬売り」が、佐久と秩父の運動をつなぐ役割を果たしたのである。菊池貫平は、欠席判決で死刑を言い渡されたが、明治22年の大日本帝国憲法発布の恩赦によって刑の効力がなくなり、59歳で郷里に戻ったという。木戸為三も逮捕され、重禁固5年の言い渡しを受けた。

とはいえ、井出の前著には分からないことが2つある。1つは、佐久の代言人（後の弁護士）であった菊池貫平が、なぜ、法律を武器とする闘争ではなく、武装闘争に身を投じたのかということの説明がないこと（明治10年に利息制限法が成立し、法定金利を上回る高利の貸付は裁判で無効になるとの規定が置かれていた）。もう1つは、福井県出身の為三を「福井の薬売り」と書かずに「富山の薬売り」と書いたのはなぜかという説明がないことである。いずれも史料を探すことが求められるが、「薬売り」であった為三が、わが国の近現代史にかかわる秩父困民党事件で大きな役割を果たしたことはもっと知られるべきだろう。

（弁護士）

富山売薬と各地との関係③

奈良（大和）売薬

奈良には、古墳時代、すでに大陸から薬物医術の文化が入っていました。飛鳥時代には、当時の朝廷が「薬物は民を養う要物なり、厚くこれを蓄えうるよう」と薬狩りを始めたとされており、日本で最古の複合エキス剤と言われる陀羅尼助《だらにすけ》が創られ、寺院が施薬として民へ施しました。

鎌倉時代の戦乱期を経ると寺院が荒れ、薬の製法は民間に移行、以後家伝薬として温存され、配置薬販売の始まりと共に製薬業として成立していくことになります。

江戸になり、富山反魂丹の販売手法が伝わり「先用後利」の商法に倣って、江戸中期に大和売薬業として成立しますが、当時の大和売薬は、富山のように藩の保護が受けられず、組織的統制もなく、配置薬・製薬事業者は自らの精進と努力で、幕末の頃には行商圏を全国に拡充するまでになりました。

明治・大正には、西洋医学を重視する考えが広まり、重税*政策の中、配置薬は重宝され得意先との強い結びつきにより生かされました。

時は昭和に移り、昭和二十二年に富山に、続いて昭和二十五年奈良に、全国的な配置薬業に関わる組織を確立していきます。現在も連携しながら、配置薬業界の発展に寄与すべく、全国組織を生かして尽力を続けています。

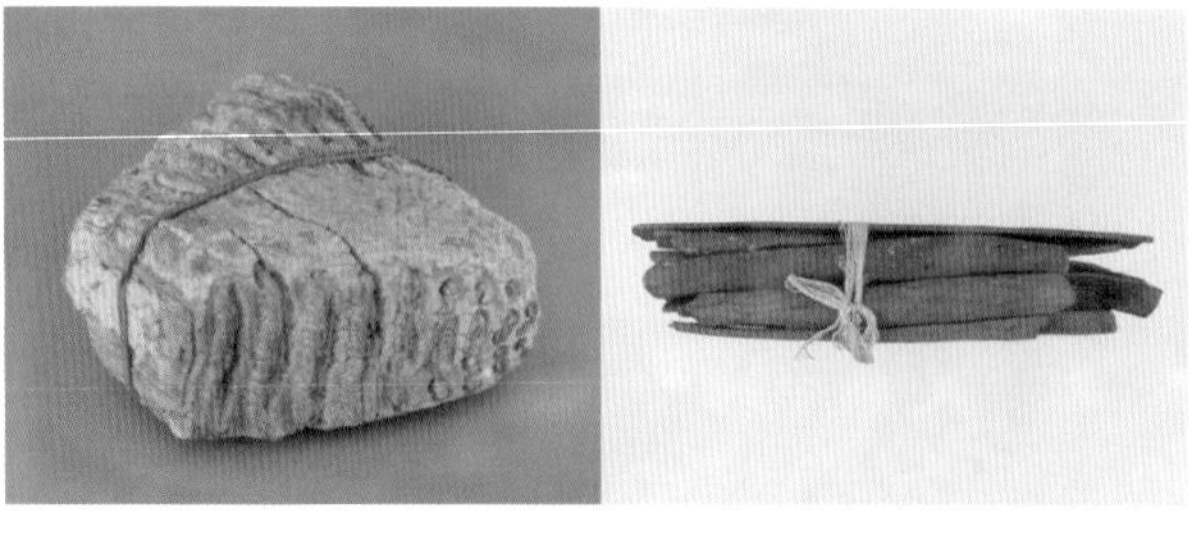

正倉院所蔵の生薬　正倉院の薬物「薬帳」より（左から五色龍歯・桂心）（写真提供：奈良県家庭薬配置商業協同組合）
奈良時代には多数の薬物が正倉院へ貯蔵され、今もなお薬効を保つとの分析結果があります。

＊売薬印紙税など

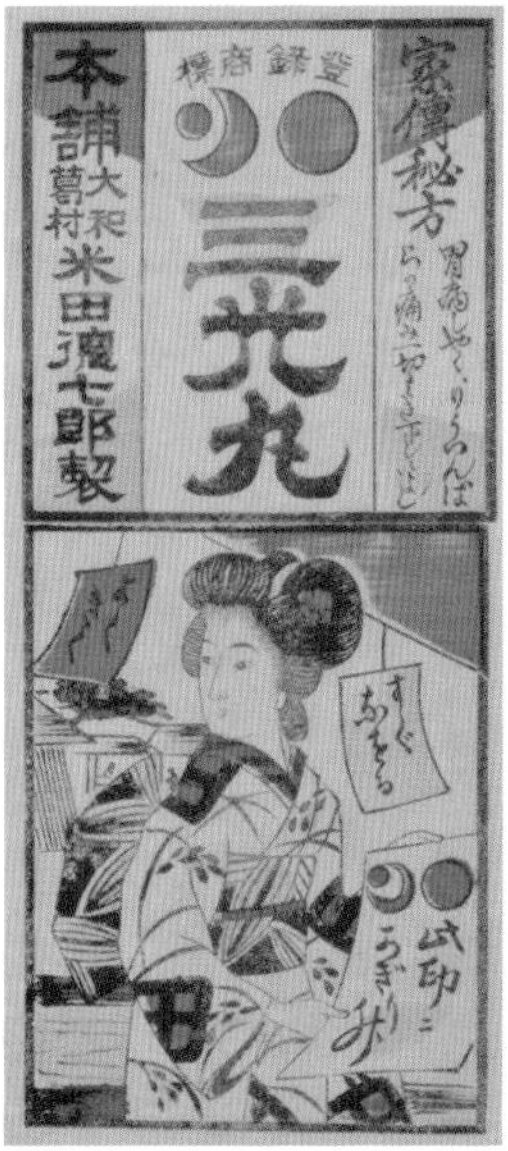

引札　「三光丸　本舗大和葛村米田徳七郎製」
（所蔵：富山市売薬資料館）
三光丸（主に胃腸薬）は、江戸時代後期より代々米田家が製薬を行ってきた薬で、明治33年に設立された三光丸同盟会により行商販売促進が図られ、配置薬として全国に広がりました。三光とは日・月・星を意味しており、商標に表現されています。

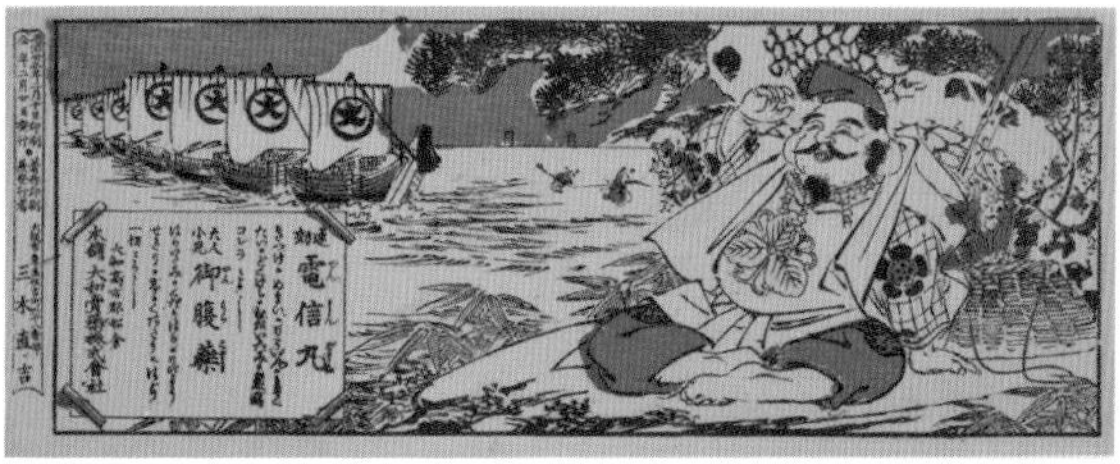

引札　「速効電信丸ほか 大和高市郡船倉 本舗大和売薬株式会社（明治33年印刷発行）**」**（所蔵：富山市売薬資料館）
大和売薬株式会社は、大和地域における売薬生産のための最初の会社組織（明治27年）です。掖上村（現御所市）で設立された会社に、船倉村（現高取町）の売薬業者の組合が加わって売薬業の拡大が図られました。

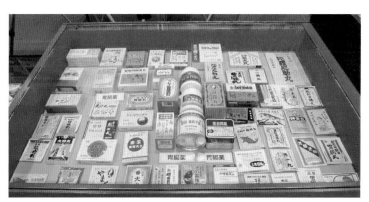

伝統を受け継ぐ奈良の配置薬
（写真提供：奈良県家庭薬配置商業協同組合）

日本が誇る富山の置き薬屋さん

田沼武能

私は東京の下町、浅草で生まれ育った。生家の近くにはお寺が4つあった。いわゆる寺町である。寺の周囲に長屋が並ぶ。わが家は写真館を営んでいたので表通りに面していたが、子どもたちの遊び場はなぜか長屋の露地であった。私は小学校低学年生のころ病弱で学校をよく休んだ。休むと母が学校へ連絡に行く。私が学校へ行くのと母が学校へ行くのと同じくらいではないかと思う程であった。

学校では虚弱児扱いで週に2回太陽灯の照射を受けた。数名の児童がパンツ1枚になり、紫外線よけのメガネをかけ、暗い部屋の中央に置かれた太陽灯を浴びた。ビタミンA・Dが摂取できる。肝油も飲まされた。

それでもよく風邪をひき、扁桃腺を腫し、腹痛を起こした。昭和10年代の下町にはクスリ屋はあったが、一般家庭では富山の薬屋のおじさんの持ってくる薬が使われた。母がタンスの上に置いた富山の薬の箱から出してくれる紙包みの粉薬を飲み、蒲団に入りおとなしく寝かされた。すると近所に住むおばあちゃん（さる有名な推理作家のお母さん）がわが家に来て枕元で念仏を唱えてくれる。念仏が効いたか子どもの私には分からないが、おばあちゃんが持ってきてくれるおいしいお菓子が食べられるので、おとなしく念仏の終るのを待つのであった。

富山の薬屋さんは年に一度使った薬の補充と集金に来た。おじさんを見つけると子どもたちは

〝越中富山の反魂丹、鼻くそまるめて万金丹……〟と歌ってはやす。歌は先輩から伝承されていた。反魂丹がなんの薬か、万金丹が実在の薬なのか全く知らなかったが、おじさんにもらった紙風船で遊んだことはうっすら覚えている。置き薬の箱は母が管理していたので何んの薬が入っていたかは知らない。

8才のとき近所で猩紅熱《しょうこうねつ》が流行り、私が感染したこの伝染病が2才年下の弟にうつり、弟はそれが原因で亡くなってしまった。母はそのショックでしばらく精神的におかしくなってしまった。私は申し分けない気持ちで母の顔を見ることができなかった。猩紅熱は、その頃は法定伝染病で、いまの新型コロナウイルスのように飛沫の吸入や、接触などにより感染したのだが、その後抗菌薬の発見開発で法定伝染病ではなくなり、亡くなる人もいなくなったそうだ。

小学4年生になると私の体質はがらりとかわり健康児となり学校を休むこともなくなった。置き薬のお世話になるのは専らキズ薬になった。

ある日、お寺の塀を乗り越え墓地でトンボ捕りをしている所を墓守りのおじさんに見つかり、追いかけられ塀に飛び乗り逃げた。その際塀に出ていた釘で脚を切ってしまった。かなりひどい傷で、裏口から家に戻り、タンスの上の置き薬の箱からキズ薬を出して止血をしたが、なかなか止まらず痛いおもいをした。このことが父に知られると、大目玉をくらうのが怖かったからだ。

わが家は1945年のアメリカ軍の東京大空襲にあい焼失してしまった。その後、信州に疎開したり、親戚の家に居候をしたりで、安住の地を失い、富山の置き薬屋さんとの接点は消えてしまった。

戦後プロの写真家になった私は、世界の子どもを中心に人間の暮らしを撮り続けている。今年で60年を超え約世界130ヵ国を訪ねているが、富山の置き薬屋のような商法をしている光景に出会ったことがない。薬は人間の生命にもかかわるもの。その薬を料金後払いで置いてゆく薬屋、双方に信頼がなければなりたたない。考えるに日本の社会でなければできない商法ではないだろうか。富山の置き薬屋さんを改めて尊敬する次第です。

（写真家）

富山売薬と各地との関係④

田代《たじろ》売薬

田代売薬は、江戸時代に唯一朝鮮との交易が許されていた対馬藩の飛地である田代領（現在の佐賀県東部）発祥とされ、薬名の冒頭に「朝鮮」を連想させる文字を入れ、他地域の薬と区別化を図っていました。その後、明治・大正時代には延べ膏薬を中心に販路を拡大します。

富山売薬との関わりは、宝暦四年（一七五四）、博多で売薬業を許された六人の中に田代と富山の売薬人の名前が見られ、双方の関わりを知る最初の記録とされています。また、天明八年（一七八八）には富山の売薬人が田代領内で謝儀（謝礼）を納め、売薬行商に従事していたようです。そのため、他国の売薬人に対しての差し止めの動きもありましたが、閉め出しなどは行われていません。これは「先用後利」など売薬行商の仕組みを富山の売薬人に学び、一日置いていたためとされ、領内での販売には寛大だったようです。昭和になっても行商先で同じ宿になると酒を酌み交わし、世間話や商売上の情報交換を行っていた話も伝わっています。

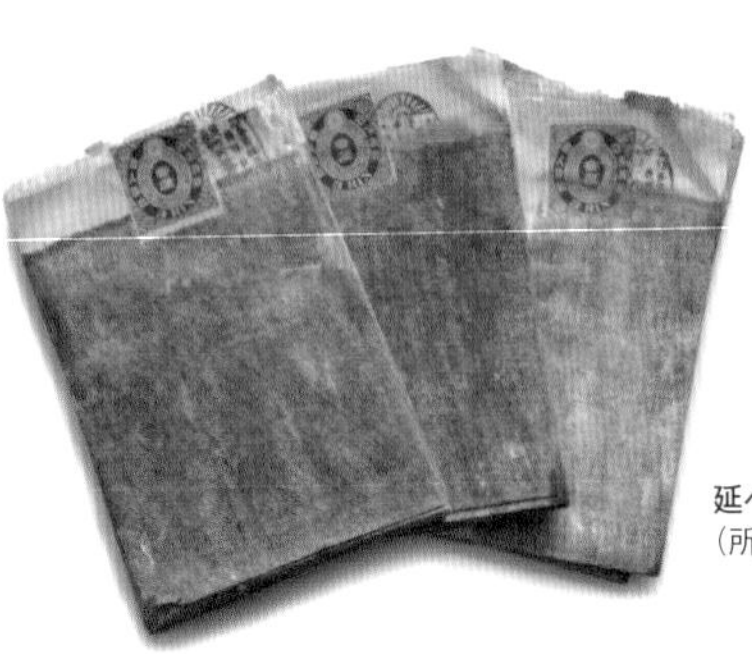

延べ膏薬
（所蔵：鳥栖市教育委員会）

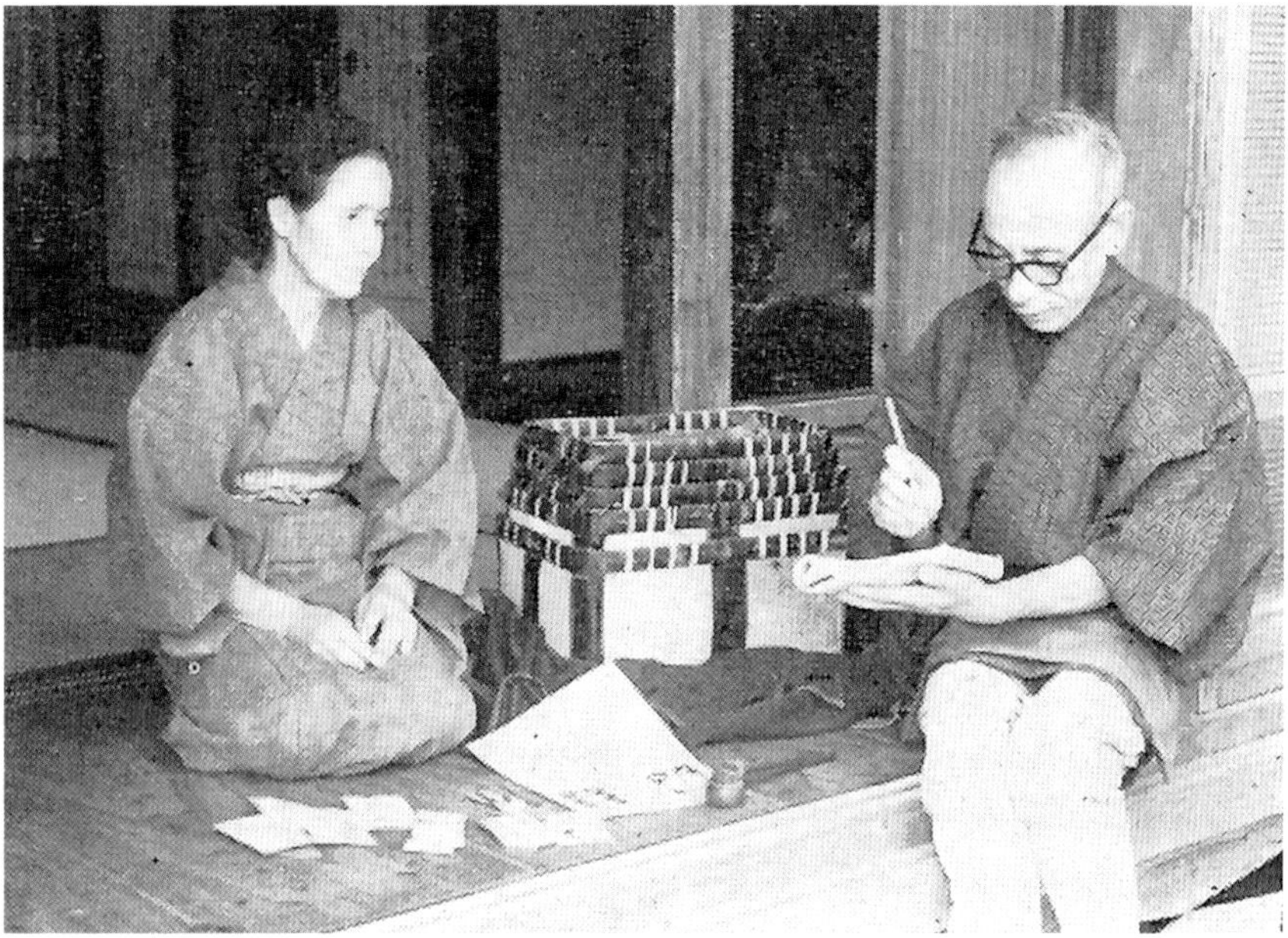

売薬行商風景
（所蔵：鳥栖市教育委員会）

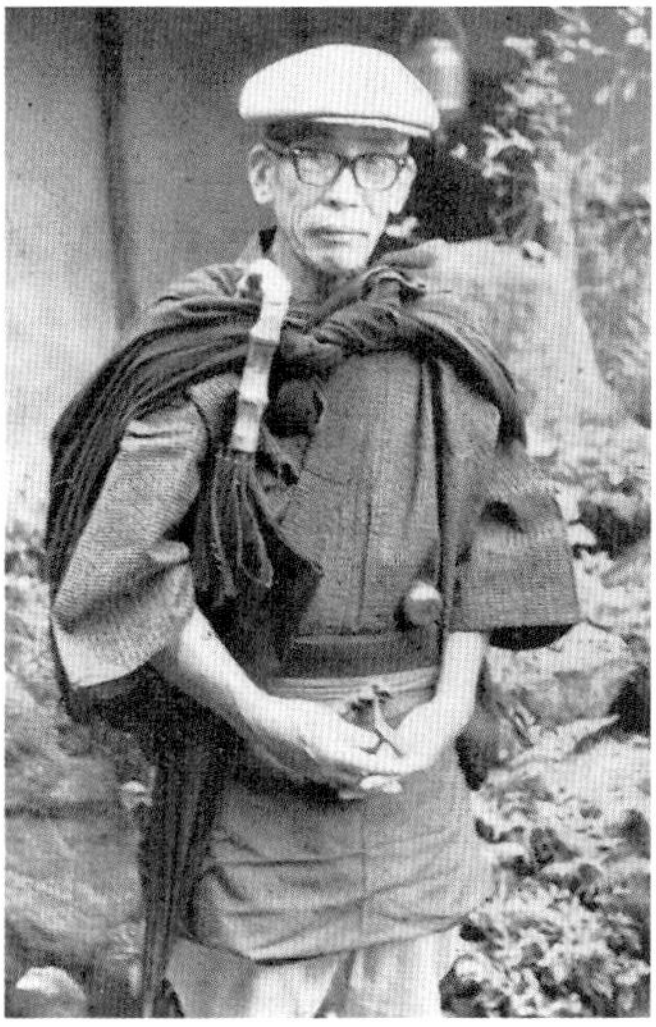

大正時代の売薬行商の旅姿
（所蔵：鳥栖市教育委員会）

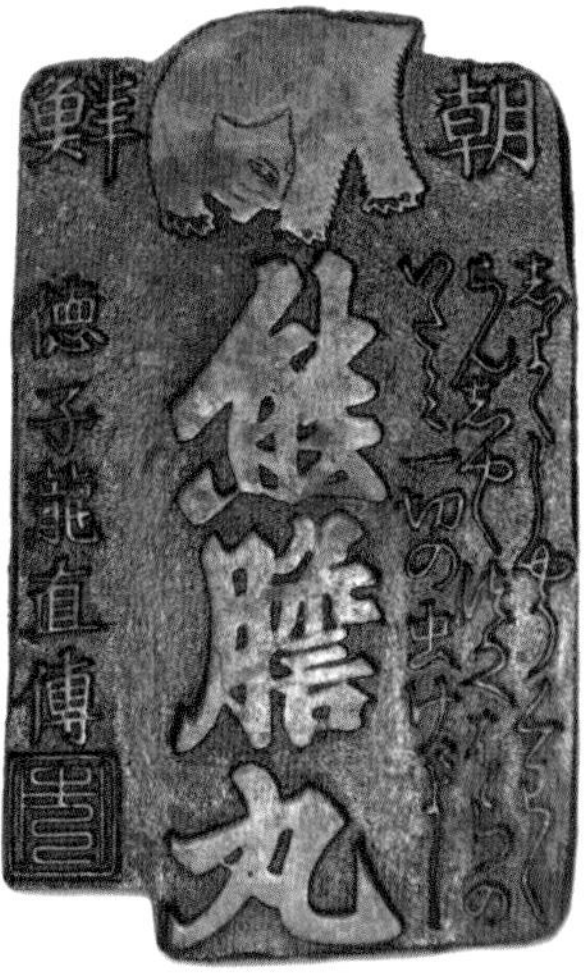

「朝鮮」と記された薬袋の版下
（所蔵：鳥栖市教育委員会）

売薬さんの思い出

柴田理恵

こんなにも富山に帰りたいと思ったことはない。これを書いている今現在、新型コロナ対策で日本中が自粛生活中だ。私のような立場の人間は仕事もなく只々毎日家にいるだけなので、こんな時こそ一人暮らしの親の所へと思うのだが、私が移動することでウイルスをまき散らしたらとんでもないことになる。大好きな富山の人たちのことを思うと、ここは我慢が当然である。

　でもいつからこんなに富山が好きになったのだろう。若い頃はちっとも富山に帰りたくなかった。役者になりたいという夢を追いかけて東京に行ったものの、思うような成果は上がらず、そんな自分がかっこ悪くて情けなく、それを認めるのも腹立たしかった。それに親はまだしも、親せきという実にまっとうな道を諭してくれる温かくも面倒な存在もうっとおしかった。なにより、自分に焦りを感じ始めた者には、故郷へ帰るということが敗北を認めるような気がしていやだったのだ。私のように富山を出た人たちの中にも同じように思った人はいるだろうか。うちのおじいちゃんはどうだったのだろうか。

私のおじいちゃんは明治生まれ。小学校を出てすぐ、東京の神田に床屋の丁稚奉公に出た。まだ十歳を少し超えたくらいの少年が、生活も文化も違う大都会にたった一人で働きに出たのだ。考えられないほど不安だったに違いない。そしてお店の修業はずいぶん厳しかったに違いない。それでも一人前の床屋になるためにただひたすらに耐えたのだ。今ならたった二時間で帰れる富山も、当時は汽車で丸一日。実際帰りたくても帰れない中でおじいちゃんが頑張っていたのかと思うと、今更ながら自分の弱さが恥ずかしい。

そういえばおじいちゃんは、うちに来た売薬さんを本当に大事にした。私が子供の頃、お茶やお菓子を出して売薬さんとあれこれ楽しそうに話をするおじいちゃんをよく覚えている。もしかしたら東京でも同じことをしていたのかもしれない。修業中のお店に売薬さんが来る。懐かしい富山弁が聞こえる。それが奉公している少年にとってどれだけうれしい瞬間だったか。その人は帰りたくても帰れない故郷富山の空気をも運んできてくれたのだ。少年のおじいちゃんは売薬さんに故郷富山の話を聞いただろう。富山の景色を思い浮かべ、それは大きな励みになったに違いない。

長きにわたり全国を廻って富山の薬を届けた売薬さんは、薬だけでなく、故郷を出て新たな土地で懸命に生きた富山の人たちの心をも元気づけてくれていたのだと思う。

（女優）

富山売薬と各地との関係⑤

大坂道修町《どしょうまち》との関係

行商販売するための良薬を製薬するには、薬の材料となる薬種が大量に必要でした。富山は決して薬草が多く採取できる土地ではなく、薬草栽培も大規模には行われていませんでした。このため、主に大坂道修町の薬種改会所《やくしゅあらためかいしょ》を通して吟味されたものを多くは海路、陸路で運搬したと考えられます。富山は海に面していたことから港に近く北前船による廻船が盛んで、北国街道など陸路も整備され、荷物の運搬には便利な土地柄でした。

大坂道修町は、豊臣秀吉の大坂築城の頃にはすでに形成されており、十七世紀には百軒以上の薬種商が並んでいたといわれています。江戸時代には、薬種中買仲間《やくしゅなかがいなかま》が軒を並べ、株仲間を形成し、全国の薬種流通の中心地となりました。現在でも、道修町発祥の薬種中買仲間をルーツとした大手製薬メーカーが多くあります。

面白いのは、道修町文書*には、道修町薬種中買仲間が富山へ多くの薬種を販売したという記録が残っていないことです。これは、他地域と比較して大量の薬種を使用する富山ならではの大坂道修町との取引方法（恐らく売薬商が大坂で直接取引を行ったなど）や、他の方法での仕入れが要因と考えられるのです。

＊道修町薬種中買仲間（輸入された唐薬や国産の和薬を　手に取り扱い、吟味して全国に供給していた道修町の株仲間）によって書かれた明暦４年（1658）から近代にかけての古文書。くすりの商い、道修町、少彦名神社に関することなどの記録があります。

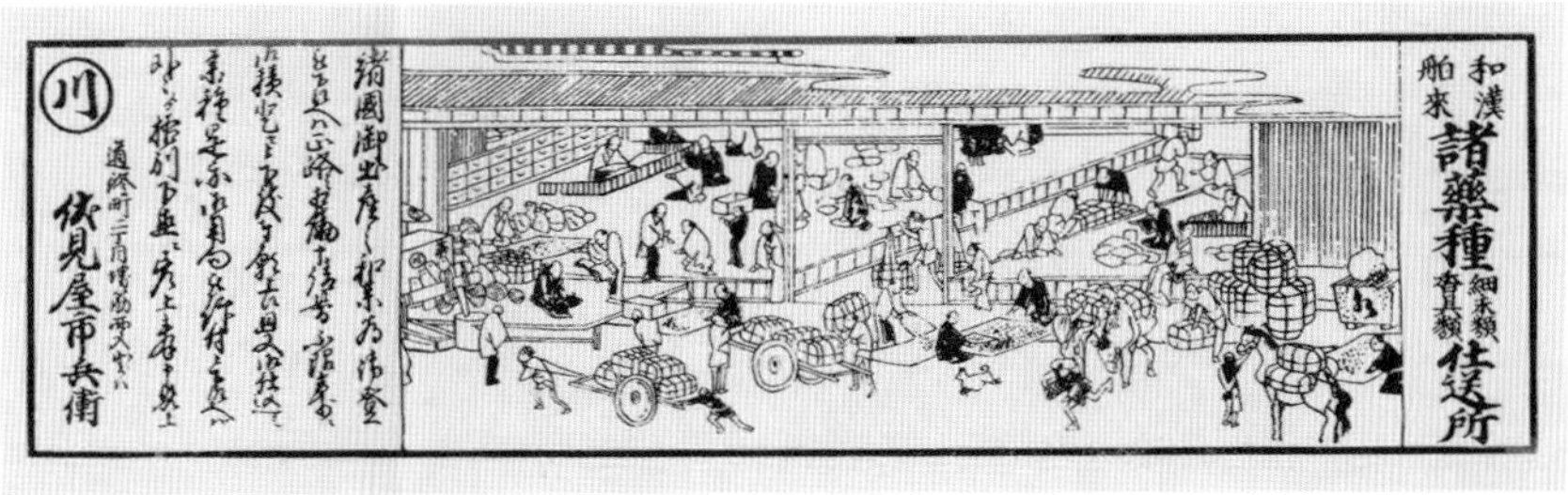

江戸期の小野薬品工業「伏見屋市兵衛店図」（慶応3年）
（提供：小野薬品工業株式会社）

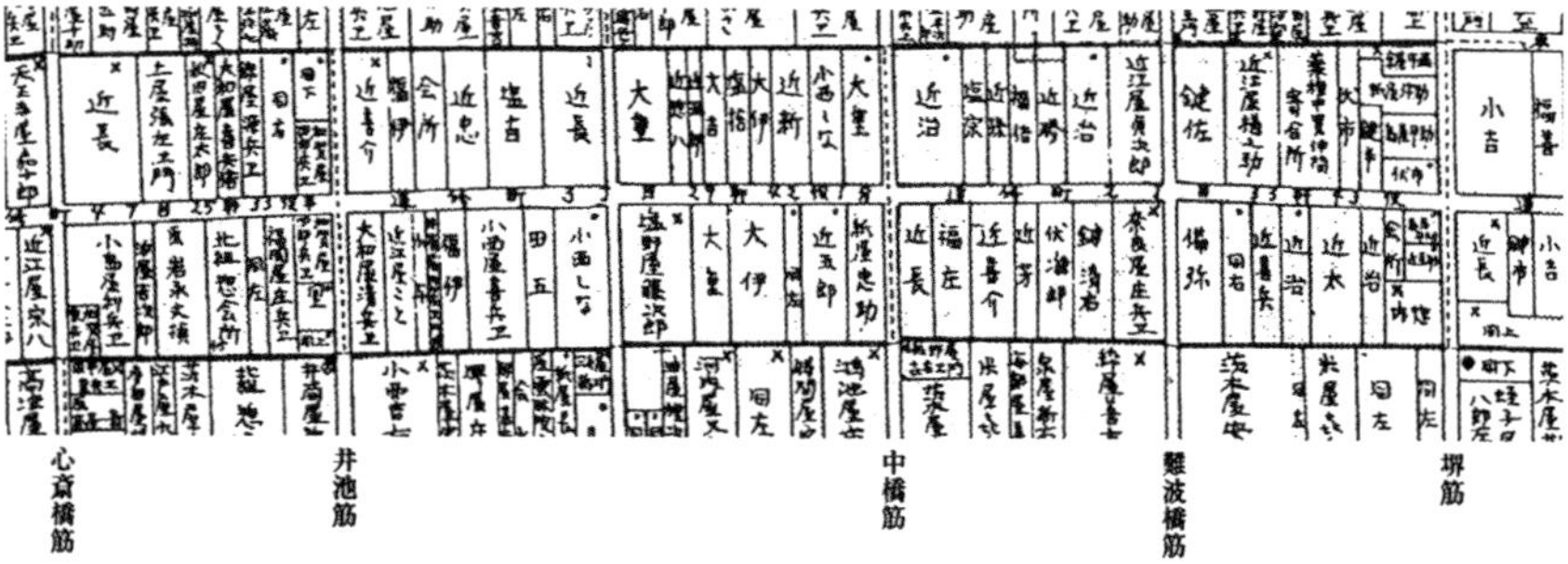

江戸時代の道修町の家並み地図
（出典：矢内昭『船場の町並み』「大阪春秋31号」昭和51年3月　大阪春秋社発行）

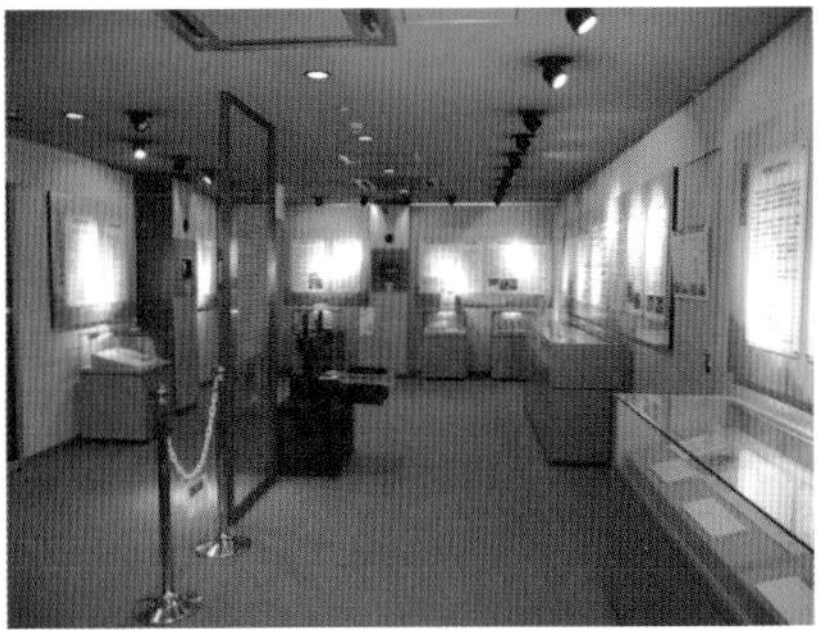

くすりの道修町資料館
くすりの町、道修町のこれまでの営みと歩み、そして未来をコンセプトに8つのテーマに分けて資料が展示されています。

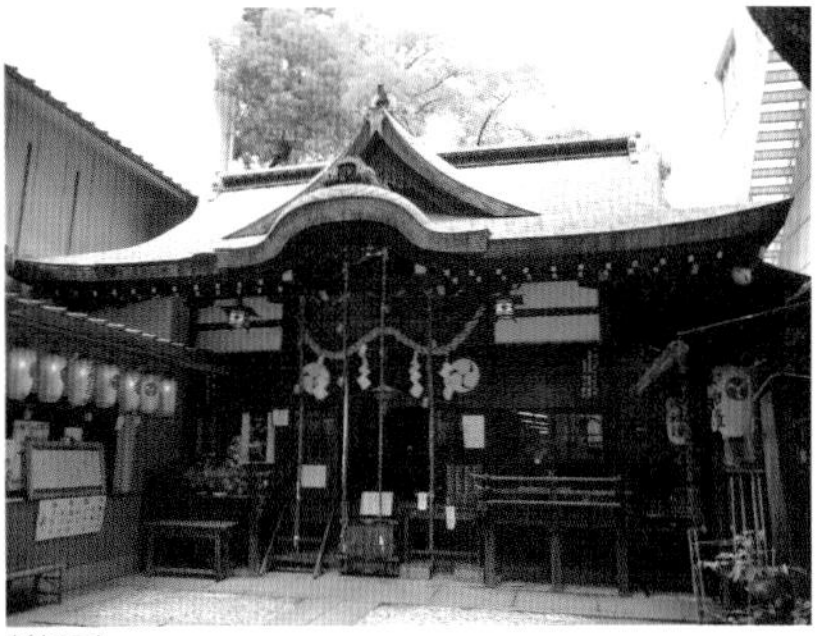

少彦《すくなひこ》名《な》神社
日本医薬の祖神である「少彦名命」と中国医薬の祖神「神農炎帝」が祀られており、通称「神農さん」として親しまれています。道修町薬種中買仲間の寄合所（仲間会所）のあった場所に建てられ、長らく道修町文書が保存されてきました。

怪しい薬売り

玄侑宗久

昔、うちのお寺には、不思議な出で立ちの薬売りが定期的に来ていた。子供だった私の記憶だからアテにはならないが、どうもそれは忍者を彷彿させたのである。

むろん、実際の忍者など見たこともない。仲間とブリキで手裏剣を作り、黒覆面をしてそれを飛ばす遊びはしたが、薬売りが黒覆面で来るはずもない。おそらく忍者らしく感じたのは、脚に巻いた脚絆《きゃはん》のせいではなかっただろうか。その人は紺色の袢纏《はんてん》めいた上着を羽織り、足許にきっちり脚絆を巻き、いつも近所の子供たちを引き連れてやってきた。そして本堂前で、紙風船を踊るように打ち続けるのだった。両手はもちろん頭や足、時には背中や腹にも転がしながら、張り詰めた紙風船をけっして地面に落とさない。短髪に日焼けした顔、俊敏な動きと脚絆、たぶんそれらが一体になって忍者を想わせたのだろう。

子供を楽しませても薬の売り上げ向上には役立たないと思うのだが、その人は必ず玄関から入るまえに子供たちをそうして楽しませた。だから今でも「富山の薬売り」と聞くだけで、私はなんとなく怪しい魅力を感じてしまう。もしかすると、そう感じた子供たちが大人になって、また子供たちのために置き薬を置いていたのだろうか。

子供たちの間では、あの人が「薬を売る」のは仮の姿ではないか、という見方が横行していた。貰った紙風船を自分で打ってみると、途端にさっきまでの張り切った紙風船とは別物のように凋んでしまう。そんなとき、近所の仲間たちは決まって「あの人は本当は隠密なんだよ」などと言いだす。「隠密」の意味もよく分からず、「なにかを探りに来たんじゃないか」「いや、下手人《げしゅにん》を探してるんだよ」「逆に俺たちを拉致するんじゃないか」などと勝手な言葉で勝手な想像を膨らませた。妙な言い方だが、昔の薬売りは子供たちに夢や幻想も同時に配り歩いたのではないだろうか。

うちは今でも三社の置き薬を富山の薬屋さんから預かっている。今では薬売りも背広にネクタイ、革靴を履き、みな軽自動車でやってきて子供サービスも特にしない。だから必要な薬をあまり一社に偏らないよう注意して飲むだけという、じつに現実的な関係である。

今の彼らはまったく怪しくないし、夢もない。そうなってしまうと、再びあの頃のあの人は、自動車ではなくどうやって来ていたのかと不思議に思い返す。そして風邪のひきかけに葛根湯がやけに効いたのも、もしかするとあの怪しさによるプラシーボ効果（偽薬効果）か、とも思ったりするのである。

しかし二〇一一年三月、私が住む福島県三春町の人々は、福島第一原発の事故直後、富山の薬の怪しい恩恵に一斉にあずかった。四十歳未満の人がいわゆる「安定ヨウ素剤」を飲んだ唯一の町になったのだが、じつはその薬、富山の日医工の「ヨウ化カリウム丸」だったのである。

私はその薬を怪しげに見つめながら、久しぶりにあの忍者のような薬売りを憶いだした。三春では誰一人甲状腺がんを疑われなかったが、やはり怪しい薬は怪しい時にこそ頼りになるのである。

（作家・福聚寺住職）

富山売薬と各地との関係⑥

薩摩藩と富山売薬

江戸時代の越中売薬商人らは当初、九州全域を管轄する仲間組として「九州組」を設けていました。しかし薩摩藩は、藩内宗教政策で浄土真宗を禁止していたため、別に「薩摩組」が組織されたのです。そして、藩内出入り売薬商人は「越中富山」を名乗ることは禁じられ、「越中八尾」の商人と称することが義務づけされていました。薩摩組では、仲間内で結ばれた「薩摩組示談定法書」に従って売薬業務は行われ、規定違反には罰金が課せられました。

薩摩藩領は鹿児島城下と百十三外城《とじょう》に区分され、薩摩組の商人は各担当区域が設定され、配置と呼ばれる薬を各家に常置する形態で年に二回の活動が認められました。往来には手形が発行され、薩摩組仲間が揃って出入りすることも厳しく規定されたのです。

薩摩藩は幕府から琉球口貿易を許可されており、琉球を中継地とした中国との貿易を行っていました。その代表的な輸出品が俵物*・昆布です。それらを入手する手段として、薩摩組に領内売薬を許可する代わりに俵物・昆布の上納を強要しました。これが幕末薩摩藩の財源となり、明治維新の原動力の一つになったといえるのです。

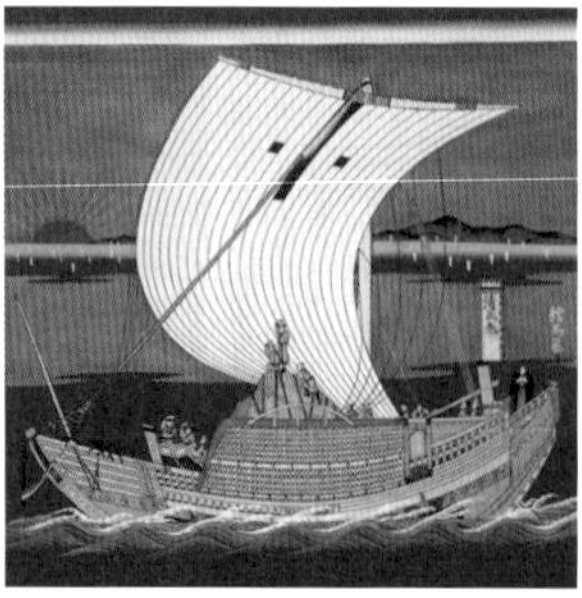

船絵馬
(所蔵：富山市教育委員会)
北前船は、江戸時代中期から明治時代後半にかけて、日本海沿岸を経由して北海道と大阪を行き来していた商船です。江戸時代の富山売薬商人が、全国に行商圏を安定的に維持できた要因の一つには、この北前船の存在がありました。海上輸送は、大量の荷物を遠隔地へ運搬する上で、陸路に比べて大変有利な手段でした。そして、売薬商人と北前船の関係で注目されるのが薩摩藩です。富山売薬商人に求めた昆布などは、北前船によって薩摩へと運ばれました。

＊鱶鰭《ふかひれ》・煎海鼠《いりなまこ》・干鮑《ほしあわび》

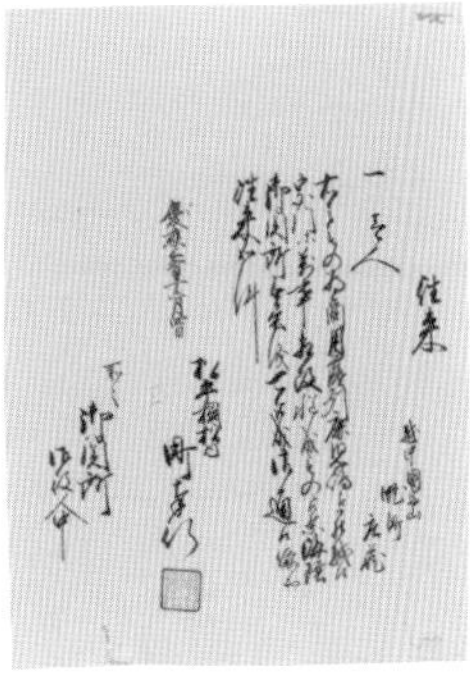

「往来手形」
（慶応3卯年6月4日　松平稠松内町奉行より所々御関所御役人中宛）
（所蔵：富山市郷土博物館・密田家文書）
富山の町の商人が鹿児島への売薬商売に出かけるために発行された往来手形です。

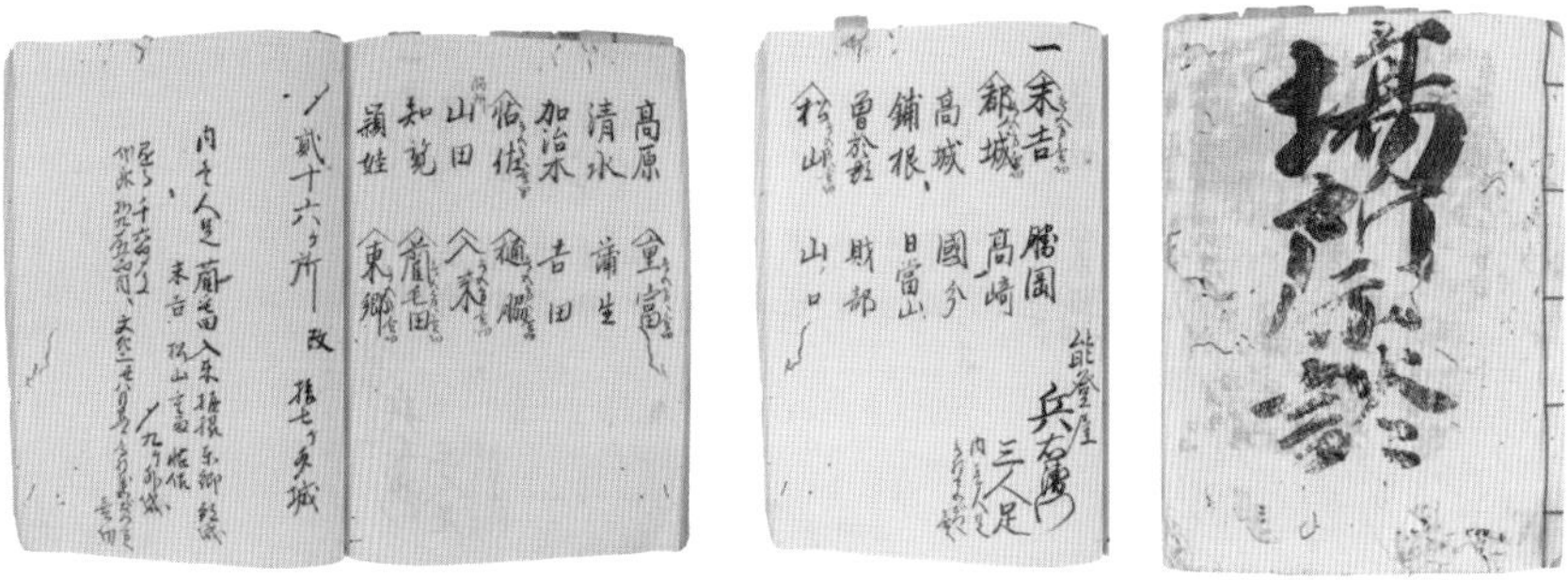

「場所示談」
（所蔵：富山市郷土博物館・密田家文書）
売薬商人が保有している懸場（商売範囲）の分担を示したもの（文化・文政年間頃の状況）。写真は能登屋（密田）兵右衛門が薩摩組内で保有する懸場の地名を示した部分。懸場は計26ヶ所ですが、薩摩藩では行政区分を「外城」と呼んだため、17ヶ外城と記されています。

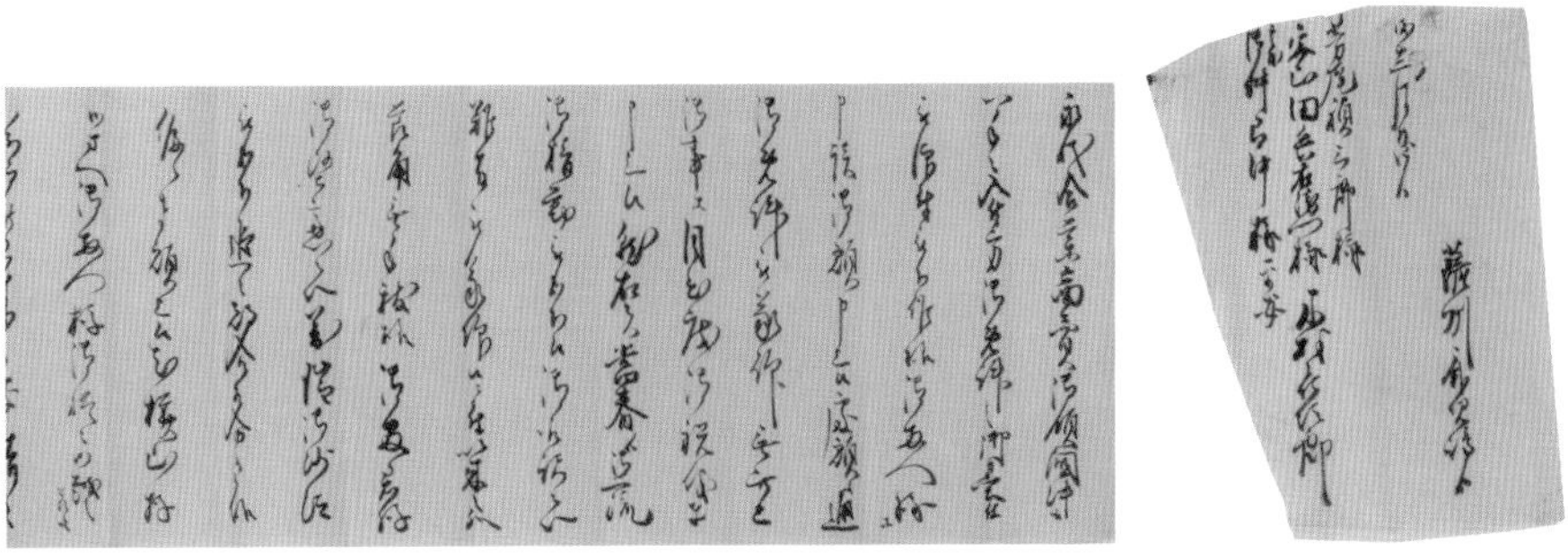

「永代合薬商売一手入付方免許に関することなどにつき書状」（包紙・書状部分）
（戌年［文久2年］12月24日　薩州鹿児島より　木村喜次郎より芳尾禎三郎・密田兵右衛門其外御仲間中宛）
（所蔵：富山市郷土博物館・密田家文書）
富山売薬薩摩組の商人は、薩摩藩との商売交渉のための仲介人として、薩摩の町人木村氏を立てていました。これは木村氏からの書状の一例で、商売禁止措置の差止が解除され、永代合薬商売が免許されたことなどを伝えています。

ある丸薬師の人生

本木克英

私の母方の祖父・忠作は、六神丸の「丸薬師」でした。一九七六年に老衰で亡くなりましたが、当時小学生であった私にとって、忠作祖父さんは、いつも静かに笑っていた印象しかなく、改めて母に取材しました。富山売薬を支えた一人の職人の人生を記します。

明治二六年（一八九三年）、北陸線が着工したばかりの富山県東部の魚津に、農家の末っ子として忠作は生まれた。五人兄弟を養うには十分の家業であったが、長男以外は自立して家を出る習いに従い、忠作は小学校を卒業すると手に職をつけるべく、大阪に丸薬作りの修業に出た。頭のいい長女からの励ましが何より心の支えであった。

手先が器用な忠作は、我慢強く素直な性格も職人に向いていた。工業化に邁進していた当時の日本は、日露戦争に勝ってますます高揚していたが、忠作は世情に浮わつくことなく、着実に技術を習得した。

修業を終えた忠作は、富山の「丸三大薬坊」に技術職として雇われた。婿入り結婚したが、最初の子を得てほどなく妻は病死した。落ち込む暇はなく、忠作は後添いを迎えてがむしゃらに働いた。会社は中国各地にも事業を拡大し、生産現場は多忙を極めた。

大正、昭和と激動する日本は、満州事変を機に十五年間の戦争時代へ突入する。この間、忠作は女ばかり四人の子を儲けて富山市内にささやかな家を建てた。「丸三製薬」と名を変えた会社から丸薬機を借りて、忠作は在宅でも直径約二ミリの粒をひたすら作り続けた。戦況が悪化すると、東京から度々背広の人が来て、当時通信機器に内蔵されていたカーボン球を大量に作って欲しいと依頼された。極小の球のため、丸薬作りの特殊技術が必要だったらしい。

しかし、富山大空襲に遭って家財も勤務先も、何もかも焼けてしまった。家族に犠牲者が出なかったのがせめてもの救いだ。物不足に耐えつつ「子供にだけはいい教育を受けさせたい」と切望する妻の願いもまだ叶えられる。幸い病知らずで、身体も丈夫だ。

あらゆる資産を失った会社が、終戦まもなく製薬を再開したことに背中を押されて、忠作も出直しを図り、富山市内に再び小さな家を建てた。平和ほどありがたいものは無い。四人の娘たちも上の学校に進んだ。つましい生活ながら、趣味の菊作りにいそしむ余裕も出てきた。日増しに復興していく富山の街を見物するのも楽しかった。

次女が結婚した頃、黄綬褒章を賜り、一人前の丸薬師と認められた気がした。NHKの人気番組「私の秘密」に黒いマントを羽織って出演したこともある。視聴者の前で丸薬作りを披露したことがいい思い出となった。

昭和五十年代、GMPという薬事制度改正により丸薬作りは機械化され、忠作の役目は終わり、引退した。会社も丸薬製作から撤退したが、七十五歳まで雇ってもらえて感謝しかない。地味に驕らず、真面目一本で生きた人生であった。

忠作の三女が私の母です。置き薬のごく小さな中身は、典型的な富山県人の気質が作っていたのだとしみじみ感じ入りました。

（映画監督）

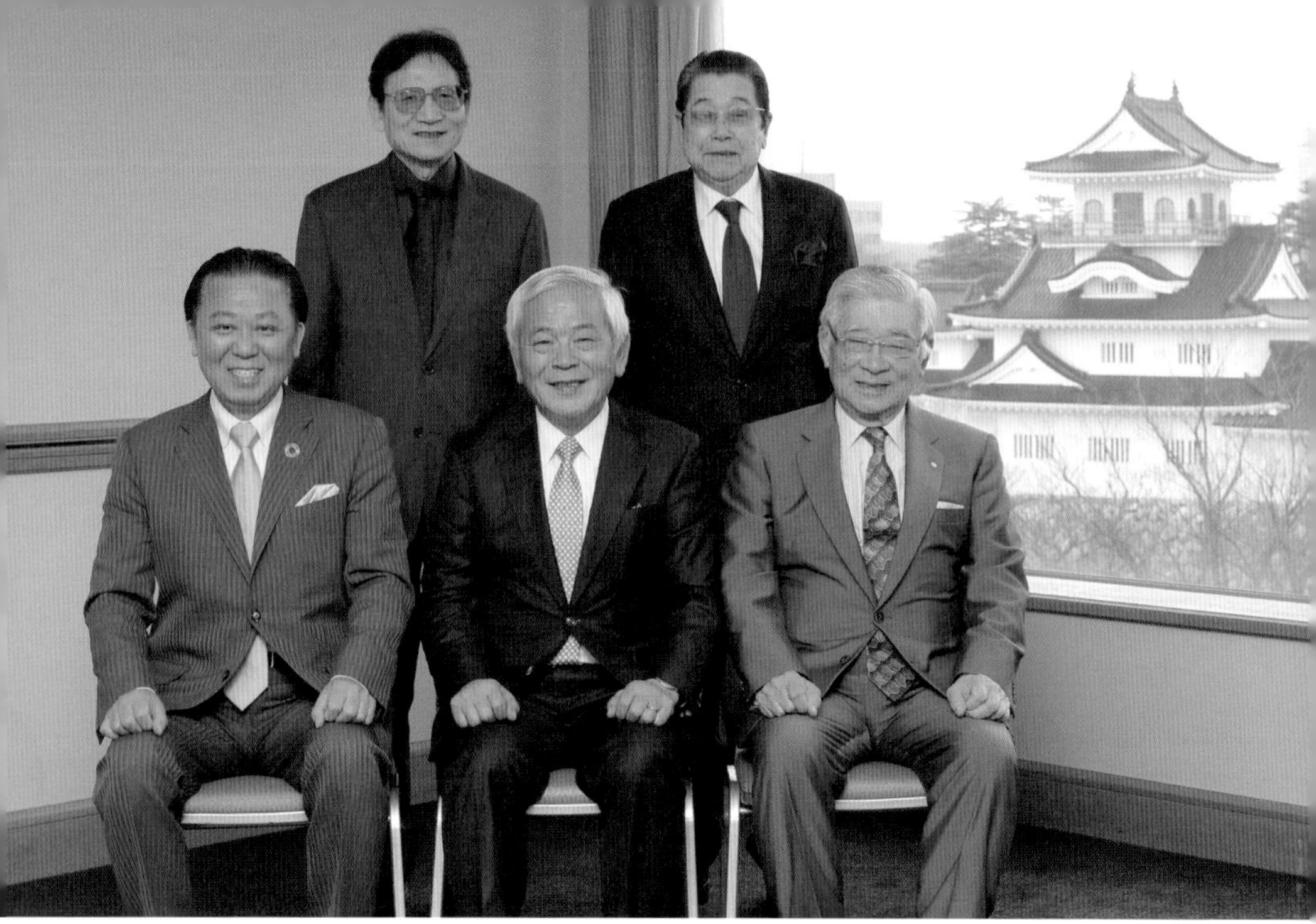

富山の置き薬と その風土 そして文化

座談会 その二

中巻に続き、富山の置き薬が生み出した様々な文化とその影響について識者の皆さんに話を伺いました。

青柳正規（元文化庁長官）
中尾哲雄（富山市名誉市民・富山大学名誉博士）
中井敏郎（（一社）富山県薬業連合会会長）
森　雅志（富山市長）
伊藤玄二郎（星槎大学教授）

薬売りが生み出す新たな文化

伊藤　中井さんは売薬版画だけでなく薬瓶も蒐集されているそうですね。二〇一五年（平成二十七年）に開館した富山市ガラス美術館は、薬瓶が底辺にあってのことでしょうか。

中井　前にも申し上げたことがありますが、薬瓶の色や形はさまざまで、それはそれはきれいなものです。ところがある時、長年かけて集めた大切なコレクションを会社で処分されてしまいました。それは止むを得ないことで、これらの瓶には評価を示す資料が添えられていなかったからです。売薬版画もそうですが、しっかりとした調査研究によって芸術性、文化性、社会性の価値が証明される必要があるのです。

森　明治時代後半、六神丸《ろくしんがん》などの小さな薬瓶を製造するガラス瓶工場が富山市で相次いで誕生しました。戦時下で工場や製薬メーカーが統合され、戦後プラスチックが登場すると、富山のガラス産業は廃れ、流れは一気にプラスチックへと向かいました。今から三、四十年前、富山からガラスがなくなってしまいました。そこで当時の富山市がもう一度ガラス産業を再興させようと、アートとしてガラス作家を集め、作家を養成する学校から始めていったというのが今の富山のガラス文化です。ベースは薬瓶にあります。職人も残っていましたしね。

青柳　その流れでガラス美術館をお造りになられたんですね。

森　そうです。その最終的なゴールが今のガラス美術館だったというわけです。

青柳　中国には鼻煙壺《びえんこ》という嗅ぎ煙草を入れておくための瓶があります。これがとてもきれいなんです。

中井　きれいですよね。鼻煙壺もそうですけど、私はそうした瓶を集めるのが好きで、これは何に使っていたのかなと思ったら、実は麻薬を吸うための瓶だったりと、不思議なことが多かったですね。

伊藤　時代とともに薬の容器は瓶からプラスチックへと移行していきました。

森　そうです。ですから富山ではプラスチックの成形技術も高いのです。

中尾　日本一ですよ。

森　さらに印刷技術もです。

中井　この印刷技術も売薬版画から来ています。明治時代後半、木版から石版へと印刷技術の転換が進み、売薬

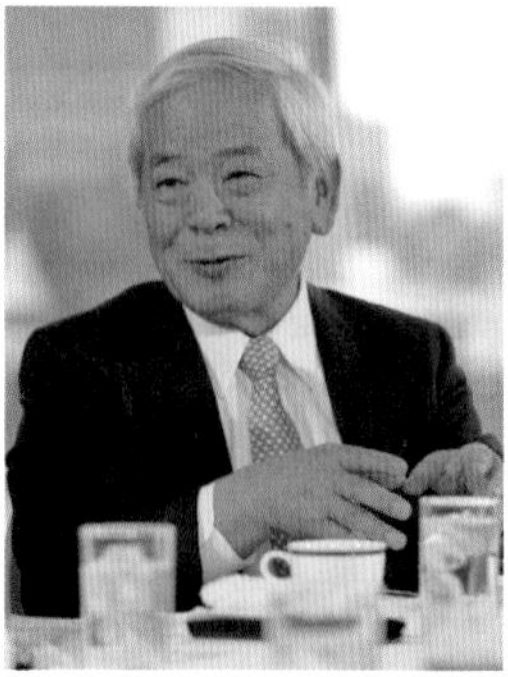

青柳正規（あおやぎ・まさのり）

1944年、大連生まれ。東京大学文学部卒。古代ローマ美術史学・考古学者。国立西洋美術館館長、独立行政法人国立美術館理事長、文化庁長官を歴任。東京大学名誉教授、東京藝術大学特任教授。2017年から山梨県立美術館館長。2019年から学校法人多摩美術大学理事長、奈良県立橿原考古学研究所所長。2020年から石川県立美術館館長。

版画は次第に衰退し始めました。新聞や雑誌の普及により、情報伝達の手段としての役割が果たせなくなったこと、色刷りの印刷物が珍しくなくなったことなどが背景として挙げられます。売薬版画で培われた技術は廃れることなく、現在の印刷技術へと受け継がれました。

商人の活躍から生まれた奨学金

伊藤　戦時中のことです。横浜の小学校に通っていた八歳の少年が二歳年下の妹と一緒に魚津へ疎開することになりました。途中の直江津で乗り間違えて慌てて下車し、犀潟《さいがた》という小さな駅で途方に暮れていると、近所のおばさんがおにぎりと「青ねじ」という駄菓子を持ってきてくれました。ここまではよくある話ですね。長じてその少年が高校生になった時、自分の畑でとれた野菜を持っておばさんを探しに行きます。人の恩に対してきちんと報いる、お世話になったことに対して感謝の気持ちをきちんと伝える、これは富山の県民性のあらわれとも言えるのではないでしょうか。

中尾　実はこれは文科省の「中等教育」に書いた私の話です。再び犀潟駅を訪れたところ、古い駅の看板は取り替えられていました。この話を機にJRから犀潟駅の古い看板をいただき、今は我が家の縁側のテーブルになっています。このことが縁でJRと大きな仕事をすることになったんですよ。

青柳　富山の人々は現実主義者としての評価もある。

中尾　そうかもしれません（笑）。黒部ダムは建設中に百七十一人もの殉職者を出しました。ダムの素晴らしさよりも、県人が可哀想です。そこでこのことを短歌に詠んだところ短歌雑誌に載りました。これがきっかけとなり事業主である関西電力のトップに会うこととなり、関西電力との取引へとつながったのです（笑）。富山の売薬はこうした精神で展開していったのだと思います。物を売るばかりではなく、人のお役に立つということです。

中井　売薬業者たちは長年かけて貯めたお金や知識を、金融機関、水力発電、鉄道、出版や印刷業など幅広い分野に投資しました。

中尾　たとえば、四行が合併して誕生した北陸銀行の前身、富山第百二十三国立銀行（後の十二銀行）の取締役は、薬種商の中田清兵衛でしたし、北陸電力の前身である富山電灯は薬種商の金岡又左衛門が設立しました。

伊藤　売薬業者が多大な財力を持っていたことがよくわかります。

中井　富山県の医薬品生産金額は、六千二百十八億円で全国第一位（平成二十八年）*1ですが、当時薬は「原価が一〇％、利益が九〇％」の「薬《くすり》九《く》層倍《そうばい》」と言われました。もしかすると、当時の利益はそれ以上だったのかもしれません（笑）。

中尾　汗水たらして集めた金は決して無駄遣いしません。そして自分の次の世代への教育へと投資しました。

森　富山経済の底力には目を見張るものがあります。経済のファンダメンタルがしっかりしていますから、製造業、薬業は大手も含めて、投資意欲は驚くべきものがあります。それらをこれからも発展させていくためには、この富山という地を、発展を支える企業の社員や社員の家族の皆様に喜んでいただけるような街にしなくてはいけないと思います。たとえば、積極的に交通に投資する、街を花で飾る、多彩な文化事業を行うなど、富山らしい施策にとりくむことで、この街だから投資をしようというピンポイントの投資につなげていかなくてはいけません。現在、富山化学さん*2のグループやアステラス製薬さん、村田製作所さんから盛んに投資をいただいています。これは十七、八年かけてやって来た成果のあらわれだと思います。

伊藤　それが富山市の寄附文化にもあらわれているのかもしれないですね。

森　富山市は地元経済界の方々に寄附という形で積極的に支持していただいており、それが今の富山の強みだと

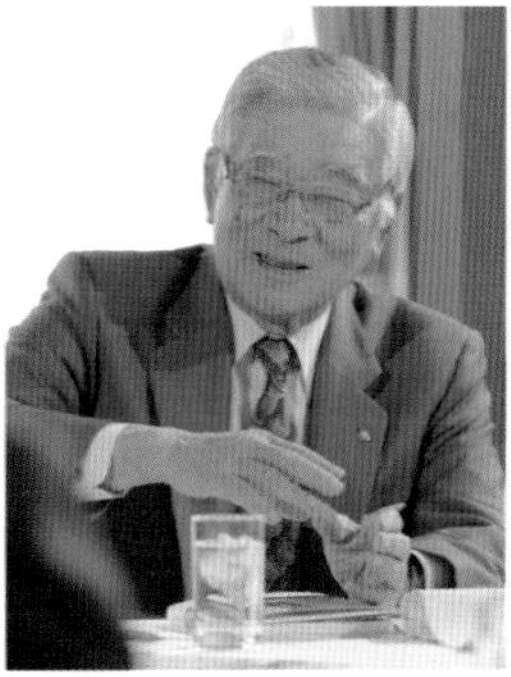

中尾哲雄（なかお・てつお）

1936年富山県生まれ。1960年富山大学経済学部卒業後、日興證券に入社。1965年富山商工会議所入所。1973年株式会社インテックに入社。1993年同社社長に就任。会長、最高経営責任者等を歴任して、現在アイザック取締役相談役。魚津市名誉市民。富山大学名誉博士。富山市名誉市民。

＊1　令和元年は6937億円で全国第４位
＊2　現在は富士フィルムの子会社

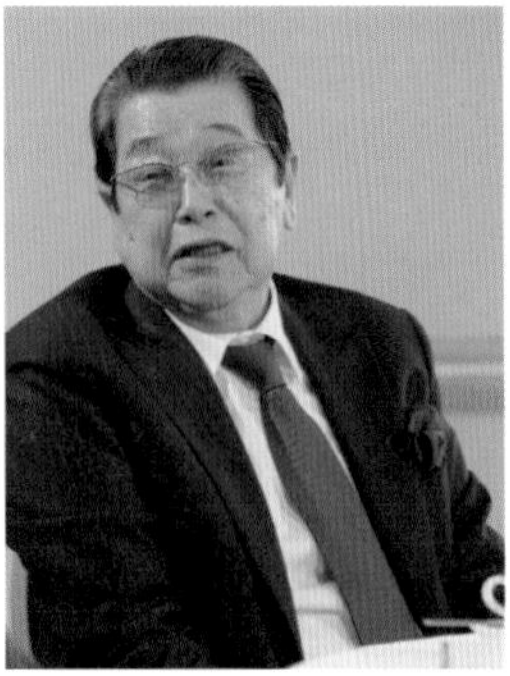

中井敏郎（なかい・としろう）

1944年富山市生まれ。立教大学法学部卒業後、1966年東亜薬品株式会社入社、専務、副社長を経て1987年代表取締役社長に就任、2020年8月から会長。一般社団法人富山県薬業連合会会長として薬業界を牽引するとともに、富山県人事委員会委員長などの要職を歴任し、富山県の発展に尽力している。

思っています。使い道のひとつに「生活保護家庭の生徒等に対する学習・進学支援」があります。中井さんや中尾さんを筆頭に多くの企業やオーナーの方々から多額の寄附をいただき、この文化が定着し、息づいていると実感しているところです。

伊藤　具体的にどういった取組みですか。

森　生活保護家庭の子どもをしっかりと支え、高校を卒業して社会福祉士や介護福祉士の資格を取る時に、富山市が一時金で三十万円、授業料五十万円、月のお小遣い四万円を給付型奨学金として支給するものです。生活保護家庭の子どもの貧困の連鎖を断ち切るための応援であり、資格が取れたら、市内の社会福祉施設等に就職していいます。勤務に必要な車の免許取得には市から二十万円が支給されます。これは企業等の皆様からいただいた寄附金で賄われ、現在二億円[*3]あります。この話を商工会議所ですると、「我が社は今年創業五十年。何かしようと思っていたから、五百万円出そう」と言っていただくこともあります。

青柳　素晴らしいですね。

森　平成二十四年から始まり、この第一号が今年（平成三十一年）の三月に富山大学を卒業して、四月に教員になります。高校を中退しようと考えていたのですが、数学の推薦で富山大学に入り、教員資格を取りました。この後も続いていて[*4]、国がやろうとしていることよりもかなり充実した対策だと思っています。一般財源でこのお金を出そうとすると、多方面からさまざまな意見が出てきます。しかしこれが寄附で賄われているというと、社会全体に対してとてもいい成果としてあらわれます。もともと生活保護率が低いことからできていることなのですが、ここからさらに貧困の連鎖を断ち切っていくというのが富山の将来に非常にいいと思っています。

中尾　子どものいない夫婦が児童養護施設から子どもを預かった場合も補助金が出ますね。

＊3　令和2年12月末現在213,263,175円
＊4　令和2年3月までに5名が、教員、介護福祉士、看護師、保育士、美容師の資格を取得し卒業

森　そうです。大手企業が積極的に投資してくれている中で、地場の企業の足腰もしっかりしていますし、さらに意識の高いオーナーが多い。こうしたドネーション文化がしっかりと定着しているのは、国内の小都市としては稀有な例だと思います。そういう意味で行政は市民の皆様に支えられ、その結果、市民の方々が県や市の仕事に共感してくれることが多いように思われます。他の地方に比べてそこが強みだと思います。来年、富山駅の中で路面電車が繋がり、世界に誇れる交通結節点ができます。するとまた人の動きが変わってくると思います。この動きを見越して、市内で薬業科を持つ富山北部高等学校のくすり・バイオ科を二クラスにしてもらえるよう交渉すると、県も首を縦に振りました。将来の人材育成に繋がる投資に期待を持って見ています。

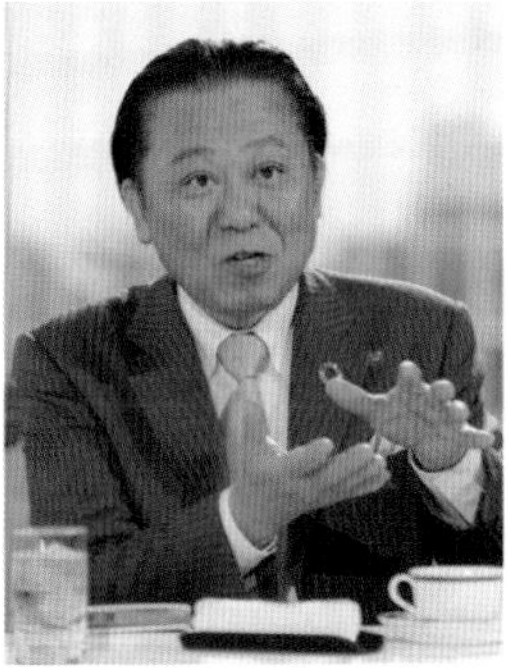

森　雅志（もり・まさし）

富山市長。1952年富山市生まれ。中央大学法学部卒業後、司法書士事務所を開設。1995年富山県議会議員に初当選。県議会議員2期目途中の2002年1月に旧富山市長に就任。2005年4月の市町村合併に伴い、新富山市の市長に就任。2017年4月4選。現在に至る。

新たな文化の発掘

伊藤　かつて全国に約二万五千軒あった書店が今では半分もありません。地方における文化の拠点として、文字を中心とした文化の現状はいかがでしょうか。

森　小さな書店はまだ残っています。僕は書店がなくなった街はダメだと思っています。新たに古書店を開いた若い人もいますので、あまり悲観ばかりでもないと思います。とはいえ、神田のような本の町があるわけではありません。地味ではありますけれど、一定水準以上の書籍文化は続いていると思います。

中井　富山は人口に対して、本を読む方が多いと思いますね。

森　お隣の石川県では、加賀藩の戦略で茶道の文化が持ち込まれ定着しましたが、ここ富山ではしませんでした。その反面、文章を書くといったことをしっかりやってきました。その結果、配置薬が成立したのだと思います。地味ではありますが、こうしたことをおろそかにせず、地道に繋いできたことが大事です。

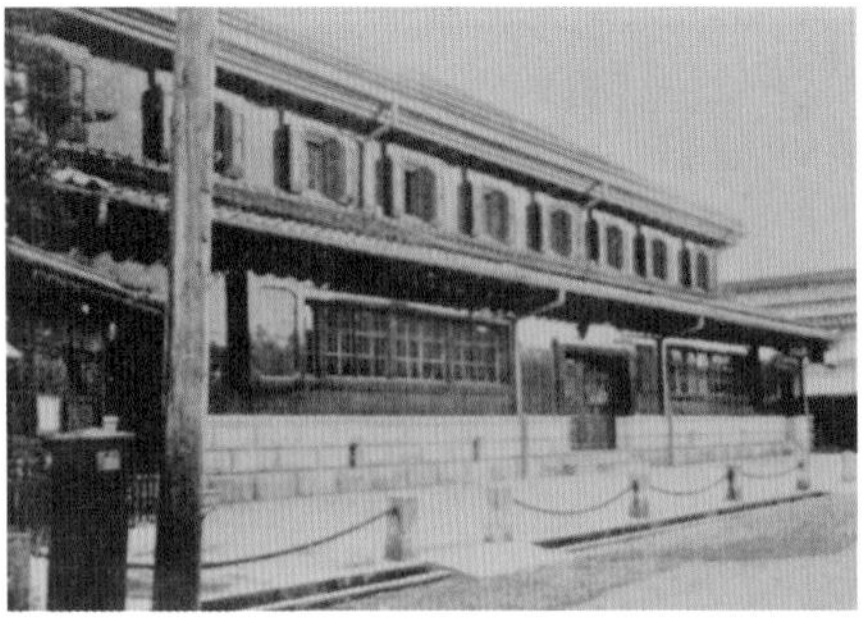

『富山県写真帖』より「十二銀行本店」
（所蔵：富山市郷土博物館）

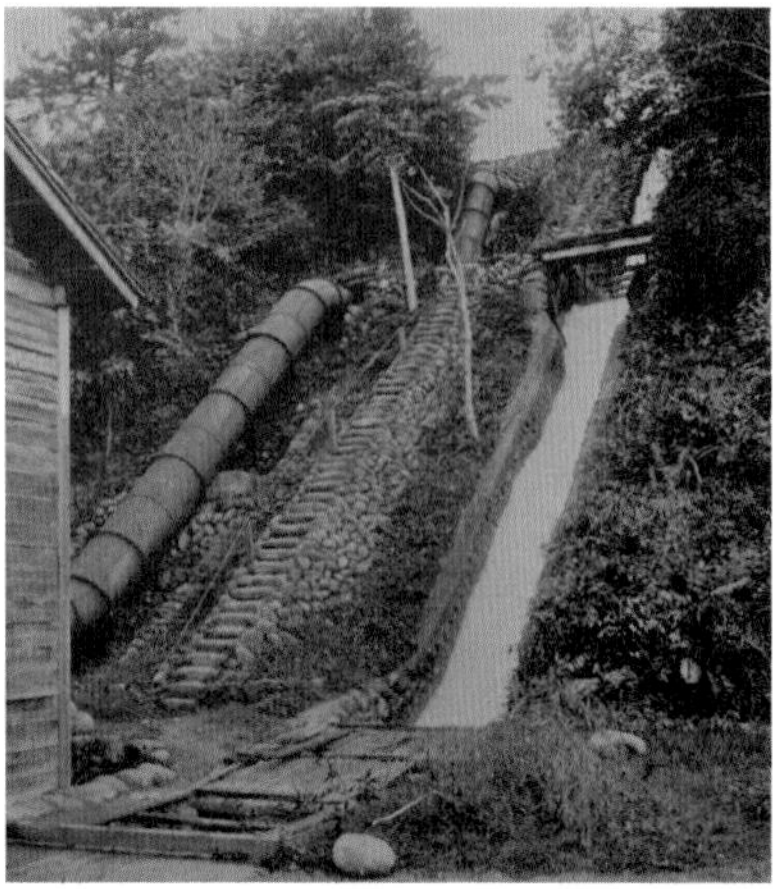

『富山県写真帖』より「大久保発電所」（富山電灯）
（所蔵：富山市郷土博物館）

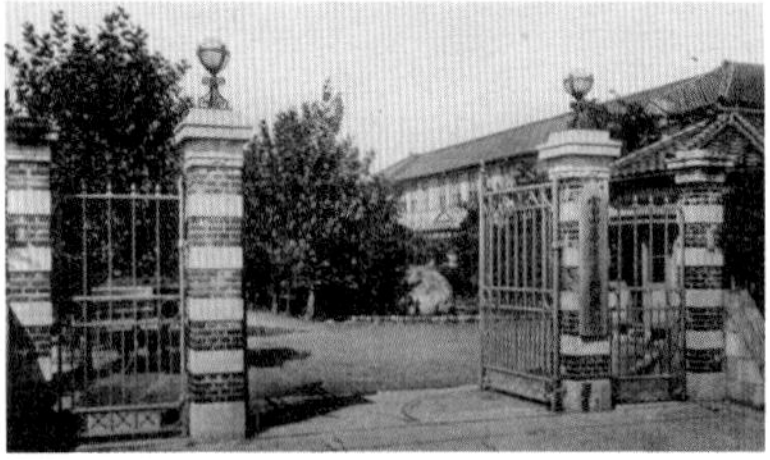

『富山名所絵はがき』より「富山薬学専門学校」
（所蔵：富山市郷土博物館）

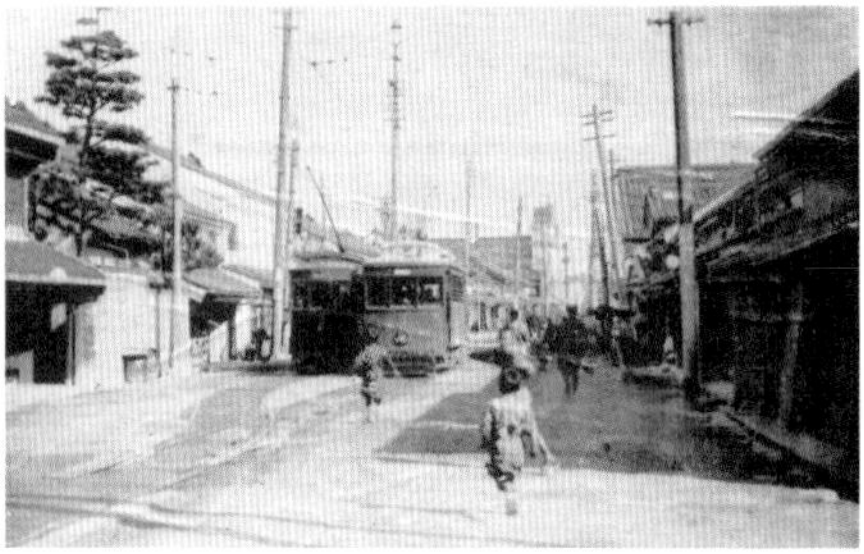

『富山名勝絵はがき』より「富山市街ノ景」
（所蔵：富山市郷土博物館）

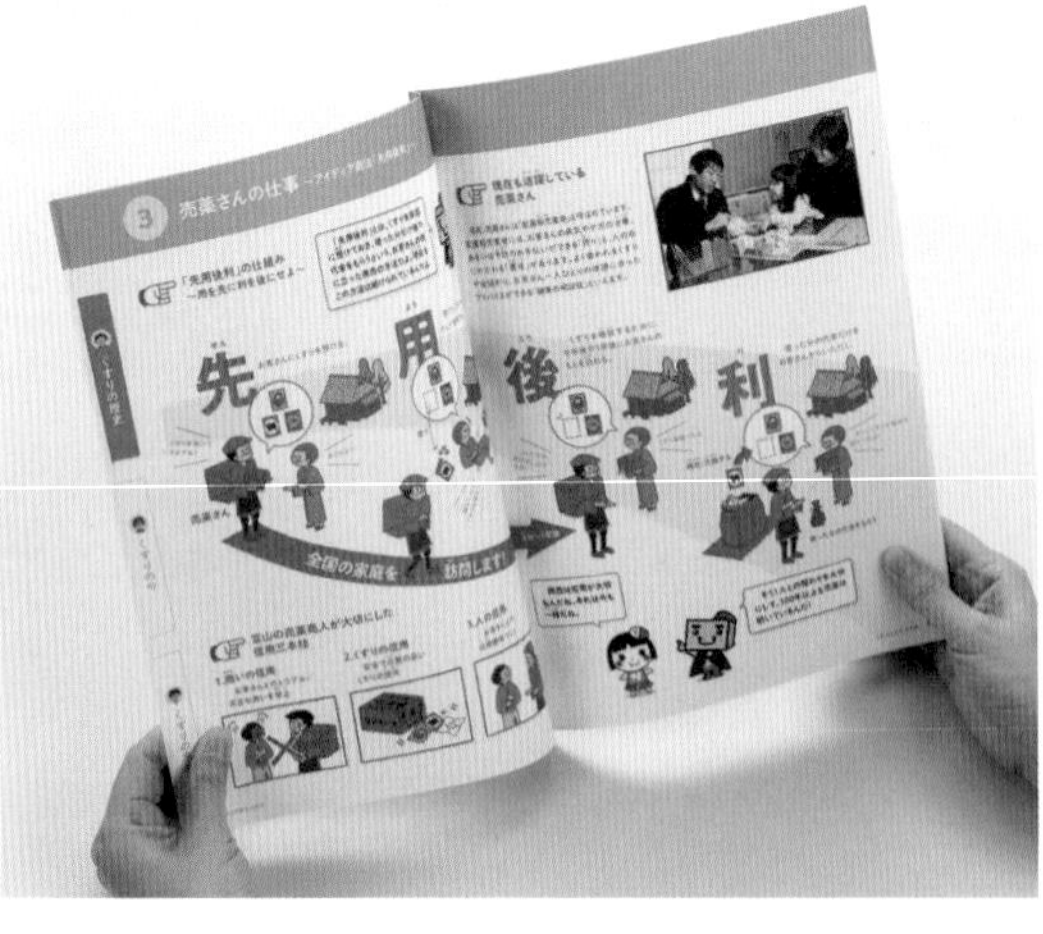

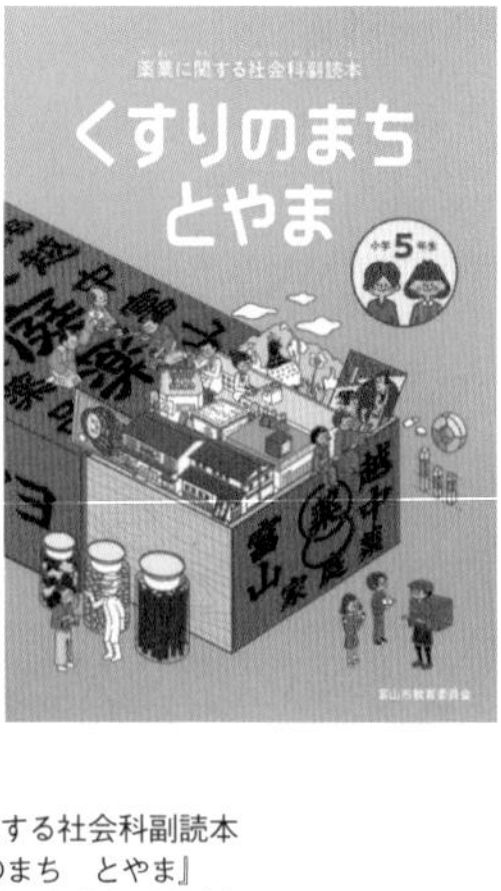

薬業に関する社会科副読本
『くすりのまち　とやま』
（発行：富山市教育委員会）

中井　「富山薬業の祖」といわれる二代藩主、前田正甫公は、医薬への関心が高かった方です。時を経て十代藩主となった前田利保公は本草学を学び、藩主自ら薬学の知識を身に付け『本草通串』を著しました。利保公の命を受け『本草通串証図』も編纂されています。『本草通串』には当時の薬用植物が、『証図』はそれらの植物図鑑です。＊5
病気をテーマにした版画も多くつくられました。

森　そういった経緯が関係しているのかどうかはわかりませんが、富山の中央植物園は素晴らしく、全国有数の四千九百種の植物を展示、紹介しています。特に植物の源とも言われる、中国雲南省《うんなんしょう》の植物を展示するゾーンがあり、非常に見識あるつくりになっています。

中尾　魚津市にある魚津水族館は、日本に現存する水族館の中で最も歴史が古い水族館として有名ですよ。

青柳　江戸時代の情報流通は、今とまったく遜色ありません。地域ごとの旧家、名家の文化に対する吸引力はすごい。ですから江戸に住んでいようが、京都に住んでいようが、地方を回りながらお金を稼ぎ、お金持ちの家に一ヶ月、二ヶ月滞在しながら、和歌や俳句を詠み、絵を描くことで、日本中に中央の情報が伝わっていったんですね。

中尾　たとえば、若山牧水は沼津に一家で移住したものの、お金がないから全国を回って歌人のところに逗留して、世話になりながら歌を詠んだ。

森　地方はやはり文化に飢えていたのでしょうね。あるお金持ちのところに文人墨客が来ると、次はぜひ我が家にというように、それが定着していったんでしょう。

伊藤　金尾梅の門（以下、梅の門）という俳人について、本書の上巻のエッセイで偶然二人が綴っていました。僕は全く知らない人でした。

森　僕もこの原稿を読ませていただいて、そんな人がいたのかと驚きました。

中尾　私は小学生の時から大人の中に混じって俳句をつくっていました。先生に可愛がられ、中学校一年生の時

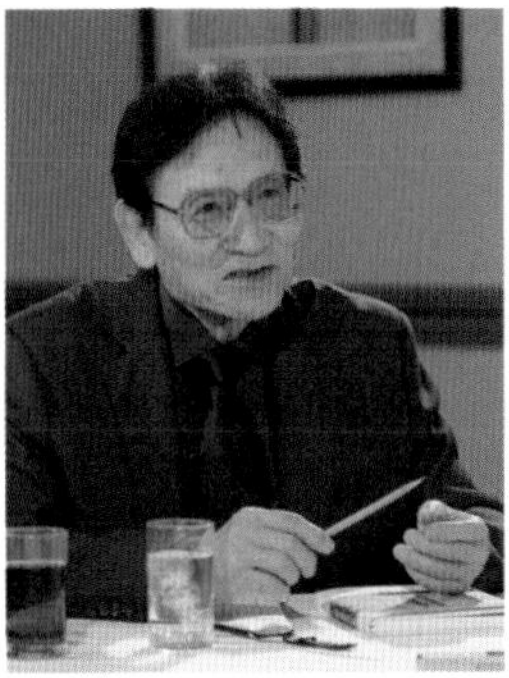

伊藤玄二郎（いとう・げんじろう）

1944年鎌倉生まれ。中央大学法学部卒。エッセイスト。星槎大学教授。関東学院大学教授、早稲田大学客員教授を経て、2014年4月より現職。日本の言葉と文化を軸に様々な国際活動をしている。著書に『風のかたみ』『末座の幸福』ほか。編集・執筆に『シーボルト日本植物図譜』『エヴォラ屏風の世界』など。

＊5　44頁に解説があります。

に魚津で梅の門に会い、頭をなでられたことを記憶しています。特に何かを教わったわけではありませんが。次に大学を落ちた時に予備校に入ることになったのですが、実はその時すでに結核にかかっていました。角川書店を訪ねてお会いしたところ、「なんだ、青白い顔をして」と、かつ丼をご馳走になりました。その時俳句の話を聞いてそれっきりでしたが、なんというか魅力的な方でしたね。

伊藤　角川書店をつくった角川源義と創作の上で行き違い、その後、小学館に勤めるんですよ。

中井　梅の門の実家も売薬でした。その頃の富山には大きな産業が無いので、薬をつくっているといった関わりも含めて、六人に一人が売薬業に携わっていました。

青柳　富山というのは、加賀と越後に挟まれた小さな県だと感じていました。大きなところに挟まれているから、県民性が威張らない、そして長野ほど特徴がない。長野は教育県というイメージがあり、県民意識高揚のために『信濃の国』という県歌があるほどです。そういった観点で比べますと、富山は非常に謙虚な感じがしておりました。おそらくその謙虚さが配置薬において対人関係をうまく築いていたのではないでしょうか。最終的な目的としては人々の生活情報を集め、みんなが幸せに生きることに繋がっていたんだなとそういう感じがしています。

中井　そしてその発端が売薬にあるのです。

中尾　この梅の門は富山薬学専門学校（薬専）を出て、薬専の事務局に勤めています。戦争で家が焼失し、学校の管理棟に住んで勤めていたようです。一般に俳句は権威主義的なところもありますが、一貫して権威主義を嫌っていました。それはやはり富山県人だったからと思います。

青柳　俳句というのは一家を成すと句集を出して家元のようになる。それで偉くなってしまったかのようになることも多い。

中尾　梅の門はそういうものを嫌っていました。

伊藤　早稲田大学の校歌「都の西北」を作詞した相馬御《そうまぎょ》風《ふう》は、「売薬歌」を作詞していますね。＊6

中井　そうでしたか。知らないことばかりだなあ。案外、売薬のことは埋もれているんですよね。継承していきたいことが多いです。

森　令和二年四月から、富山市内のすべての小学五年生に薬業をテーマにした副読本を渡す予定です。今後は五

＊6　中巻98〜99頁に解説があります。

年生の社会科の副読本として活用してもらいます。北陸銀行の麦野英順会長から「札幌に行くと子どもたちには札幌ラーメンの副読本が配られている。富山でも何か考えてみたら」と言われ、遅きに失した感はありますが、「くすりの富山」をすべての五年生に毎年学んでもらおうと。

伊藤　中井さんは収集した売薬版画をいずれは公の機関に寄贈し、市民や全国から訪れる皆さんに見ていただきたいと考えておられます。中尾さんは「とやま起業未来塾」で特別顧問をされ、森さんはもう一度薬に光をあてようと副読本の作成を進めておられます。こうした文化的な風土について、かつての文化庁長官としていかがでしょうか。

青柳　富山市も富山県も日本で有数の元気な所だと思います。なにが元気ということではなく、なんとなく漠然と元気なんです。それはいろいろなシステムがうまく絡み合っているからだと思います。これが大切なんです。いろいろなものが絡み合っている状態こそが文化なんですね。そういう意味で、市も県も文化的なことが非常にうまくいっています。富山では次世代路面電車が多く見受けられ、地域に密着した安全、安心、快適で環境にやさしい公共交通が発達しています。これはまさに今、東京で復活させようと計画されているものでもありますから、完全に中央と地方の地位が逆転しているように感じます。

中尾　その意味でも自治体の首長のリーダーシップは大きい。

青柳　僕は東京都の芸術文化評議会の会長をやっています。そこでよく話すこと、それは「元気な地方を東京で真似しなくちゃ」ということです。今までは東京から発信していました。けれど、東京は大きすぎるために実験ができないんです。こちらでは、やっていいと思ったら、すっとできるでしょう。それでうまくいったことを東京に持ってこなくてはいけない。お山の大将になってしまって、東京都にはその逆転の発想がないんです。この富山は地方の文化の旗手といえますね。それを支える企業や市民の皆さんも素晴らしい。

伊藤　『富山の置き薬』の出版が新たな文化の創造につながることを編集人として願っています。

この座談会は二〇一九年三月二十五日に収録されたものです。

『富山の薬売り』に思う

水野真紀

小学校も低学年だったと記憶しているが、『富山の薬売り』の話を耳にした私は帰宅するや否や母に訊ねた。

「うちは『富山の薬売り』にお願いしないの?」

薬売りのおじさんが富山県からはるばる我が家にやってくる。その状況を想像するだけで、ワクワクするではないか。行動半径・交友関係の狭い小学生にとって、客の来訪は非日常で心躍るイベントだった。

その問いを母ははぐらかした。後から知ることとなるが、その理由は至極まともな「大人の事情」からであった。父が医薬品も扱う会社に勤めていたため、我が家の棚には会社の健康組合から支給された薬箱が常備されていたのである。

五十路を目前にして、『富山の薬売り』を経て俳人となった金尾梅の門を巡る仕事を頂いたのは幸いであった。売薬のメッカ・富山を訪れ、売薬業の軌跡や、販売促進のための「売薬版画」に触れる機会に恵まれた。

富山駅前にある「売薬さんブロンズ像」を前に、私は『富山の薬売り』に憧憬を抱いた子どもも時代を思い出さずにいられなかった。

先述の版画と同様、販売促進目的で作られた四角い紙風船を貰った着物姿の子どもは、行李を背負って次の目的地に向かう薬売りのおじさんに何と語り掛けているのだろう。手を振る子どもを見やる売薬さんはどこか名残惜し気である。ブロンズ像に馳せる思いは果てが無い。

「荷をかげに弁当たべる枯野かな」

「雨と知りてまた寝込みたり枯野宿」

金尾梅の門の句、この十七音に売薬さんの辿った道のりが浮かぶ。

売薬さんのお弁当は馴染みの宿の女将さんが持たせてくれた握り飯だろうか。富山への帰路の行李は土産でいっぱいのことだろう。雨除けのビニールなどない時代だけに商品が濡れては大事、雨が止むのを待つのだろうか、それとも、今日の営業は中止とするのか……。想像は尽きない。

『富山の薬売り』の歴史や金尾梅の門の句の背景を知る中で感じたのは、売薬業の根底に流れる人との繋がりや情である。顧客は売薬さんの足労をねぎらい、売薬さんは各地での見聞を薬と共に届け、暫し談議に花を咲かせる。売買の関係を超えた交流がそこには在ったのだ。

インターネットを介して商品やサービスを購入することが主流となり、価格比較サイトが隆盛を極める今、人々は「はやく」「安く」を求め、スマホ画面を追い続ける。「誰から買うか」、このことにプライオリティを置く者は稀である。

また、コロナ禍により、リモートワークや配信ライブ等の非接触型社会に向けての動きが注視されている。安心・便利をもたらす社会変化は受け入れるべきと思いつつ、生身の人間が放つ「気」「魅力」を受け止め、人と繋がる機会を自ら放棄してはならないと強く感じる。

『富山の薬売り』の精神は不滅である。

（女優）

富山市の施策1
コンパクトシティ

富山市では、急速な少子・超高齢社会の進展や本格的な人口減少への対応が必要となる中、全国初となる本格的なＬＲＴ「富山ライトレール」や市内電車の環状線化をはじめとした公共交通の活性化、様々な都市機能が集積する公共交通沿線地区への居住推進、中心市街地の活性化を三つの柱として「コンパクトなまちづくり」を推進してきました。

これらの取組みにより、公共交通の利用者数や中心市街地における歩行者通行量の増加、人口の転入超過の継続、地価の上昇など、着実に効果が表れています。また、直接的な効果だけでなく、社会、経済、環境面にわたりその効果が波及し、市民一人ひとりのシビックプライドも高まっています。

この「コンパクトなまちづくり」の実現は、富山市が示すまちづくりのビジョンについて、市民の皆様から理解と賛同を得ながら取り組んだ結果であり、ＯＥＣＤ（経済協力開発機構）が取りまとめた『コンパクトシティ政策報告書』の中で、世界の先進五都市のひとつとして取り上げられるなど、国内外から高い評価を受けています。

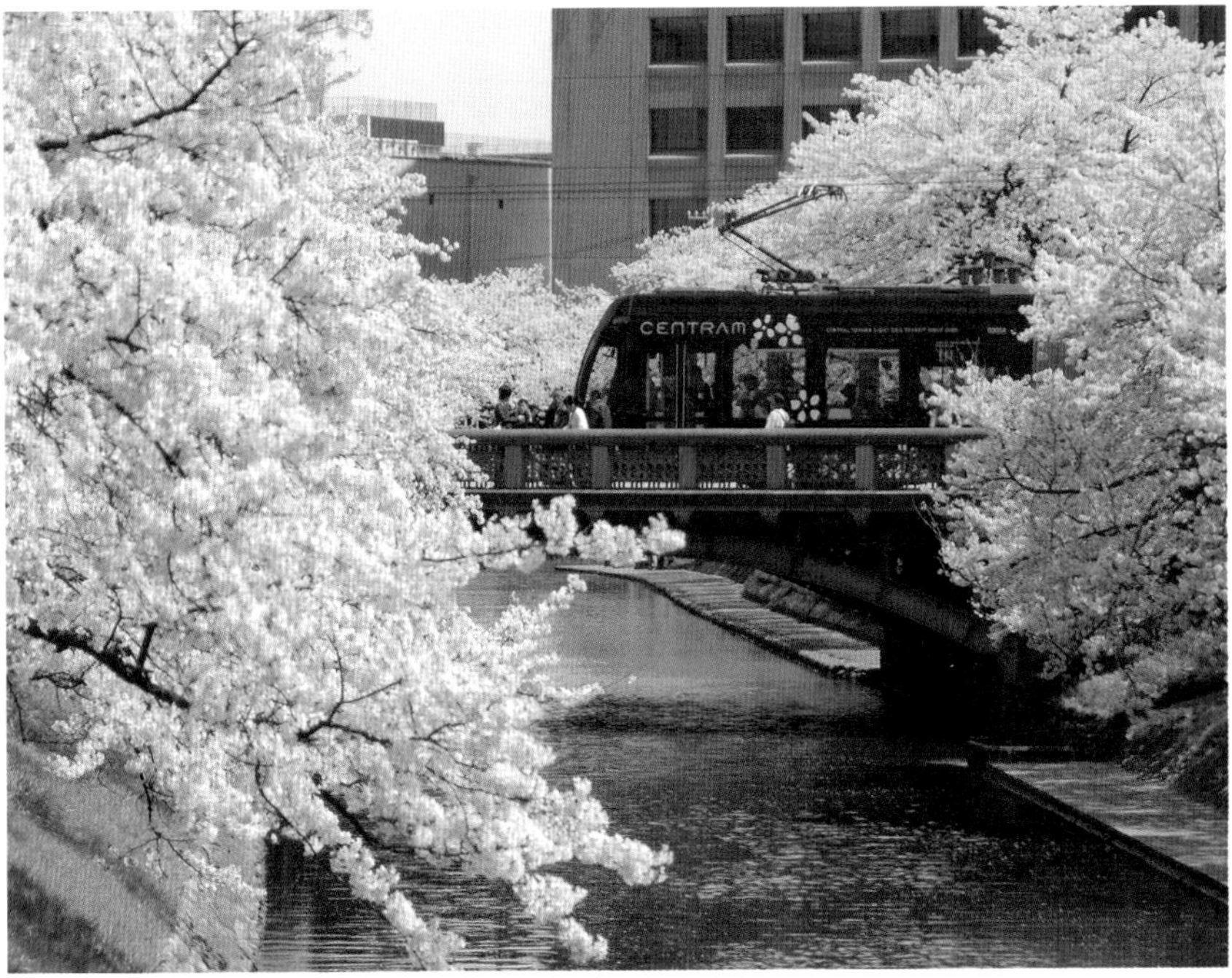

超高齢・人口減少社会を見据え、過度に車に頼らない公共交通を軸としたコンパクトなまちづくりを推進しています。

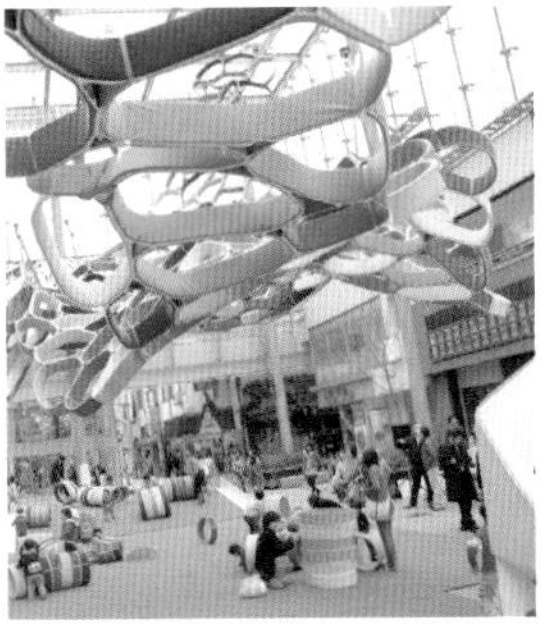

グランドプラザ
ガラスの大屋根を有する全天候型の多目的広場。多様な人々が集い、賑わい、文化を発信する拠点となっています。

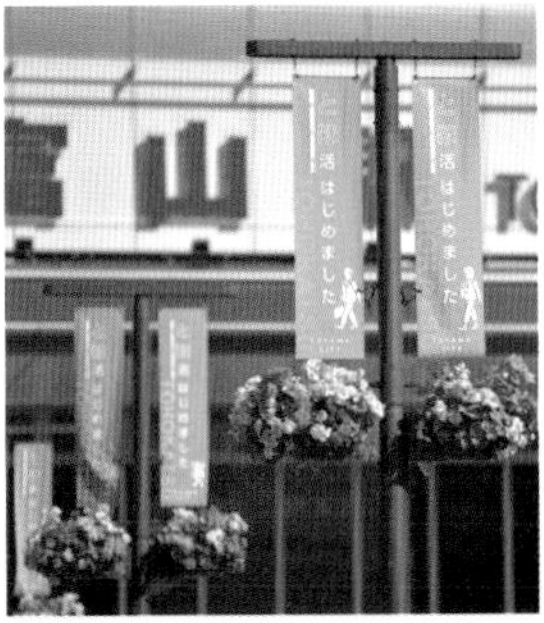

バナーフラッグ・ハンギングバスケット
市のシンボルロードと市内電車環状線沿線を斬新なデザインのバナーフラッグとハンギングバスケットが彩り来街者を迎えます。

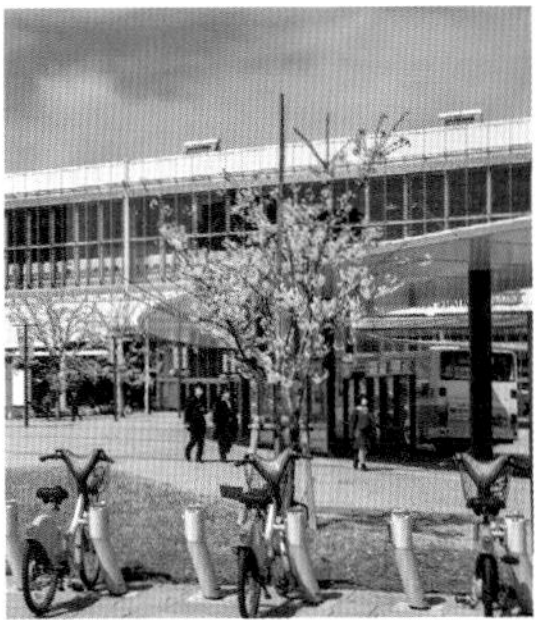

自転車市民共同利用システム「アヴィレ」
おしゃれな自転車でまちなかを行き来できます。

先用後利のビジネスモデル、時代を越えて広がる

安渕聖司

「越中富山の反魂丹」という言葉を初めて聞いたのはいつだろうか。昭和30年代に神戸に生まれた私の、幼少期に違いないのだが、現物を見た記憶はない。考えてみれば、亡父は病院勤めの医者だったので、自宅にある飲み薬は、みんな病院処方のものだった。だから私の薬の思い出は、白い紙袋、錠剤もあったが、多くは薬包紙に包まれた粉薬で、オブラートに包んで飲んだ感触と、オブラートが溶けて口に残る苦みだった。

富山の置き薬とは、10年余り前、仕事を通じて、意外な出会いがあった。当時、社長を務めていた、グローバル企業の日本法人は、機器のリースと自動車のリース及び管理を法人のお客様に提供していたのだが、重要なお客様については、トップ同士の関係を作りたいという私の考えから、全国のお客様のトップ訪問を行っていた。そこでお会いしたのが、富士薬品の高柳昌幸社長だ。

重要顧客訪問の前には、私はいつも自分でウエブサーチを行い、背景の情報を集めていた。富士薬品について調べていると、「当社は1930年（昭和5年）2月に富山市で配置薬販売事業を創業し、（中略）配置薬販売事業とドラッグストア事業という2ウェイの販売チャネル」という記載に遭遇して、実はとても驚いた。認識不足も甚だしいが、私にとっては「富山の置

き薬」というのは歴史の1コマであり、「配置薬販売事業」を昭和に創業し、現在も重要な販売チャネルであり続けているということに、衝撃を受けたのだ。高柳さんの親しみやすいお人柄もあり、いろいろなお話をさせてもらい、ほどなく、私自身の社長室にも、富士薬品の配置薬が常備され、海外の方が来られて、おなかの調子が悪い、といった時には、得意げに薬箱から薬を取り出して、日本の伝統である富山の置き薬の話を披露するようになった。

さらなる理解は、意外な方向からやってきた。私が過去20年ほど傾倒している志の輔落語だ。富山出身の立川志の輔さんが、北陸新幹線開通を記念して初めて故郷の話を新作落語に作られたという「先用後利」を聞いた時だった。まくらの説明によると、なんと、現代に生きる富山の置き薬システムは、韓国・中国は当たり前で、現在はモンゴルまで、富山から行って配置薬のノウハウを教えているというのだ。富山の置き薬の伝統は、現代に生きているだけではなく、アジアへと広がっていたのだ。

「先用後利」というのは、使った分だけ後から清算するという、信用をもとにした、画期的なビジネスモデルのことだ。志の輔師匠は、この新奇性に目を付け、江戸の商人からすれば、見知らぬ客にひとまず商品をタダで預けてしまうという、富山発のこの仕組みは斬新すぎて信用できず、商家の番頭が、隠密だ、新手の詐欺だ、と大騒ぎする様子が、生き生きと描かれた噺だ。いつの世も、新しいビジネスモデルは、簡単には受け入れられず、生みの苦労があるが、その本質に魅力と効能があれば生き残り、世代を越えて受け継がれるのだ。

ふと振り返ると、私のいるアクサも200年以上、江戸時代にルーツを持つ企業だ。しかも、これからも100年、200年とお客様に寄り添っていく事業だ。富山の置き薬から思いをはせ、未来へつながっていく道筋がはっきりと見えてきた。高柳さんと志の輔さんに感謝である。

（アクサ生命保険株式会社代表取締役社長兼ＣＥＯ）

富山市の施策2
世界でもまれな交通結節を実現した富山駅

富山駅は、五路線ものバラエティに富んだ鉄軌道（北陸新幹線、あいの風とやま鉄道、JR高山本線、富山地方鉄道鉄道線、富山地方鉄道路面電車）が集まる富山の陸の玄関口です。富山駅からは八十路線もの路線バスが放射状に運行されており、富山市は公共交通で広く移動できる市民にも観光客にも優しいまちです。

令和二年三月、これまで富山駅の南北で分かれていた路面電車の路線が富山駅高架下で繋がりました。高速鉄道の駅の中に停留場があるのは国内初で、世界でも珍しいことです。富山駅での乗り換えがさらに分かり易く快適になりました。

富山駅の見どころの一つが停留場の壁面となっており、オリジナルガラスを用い富山の豊かな自然を表現したガラスアート壁「トランジット・ライティング・ウォール」が彩りを添えて利用者をお迎えします。富山湾（北）方面は青色のガラス、立山連峰（南）方面には緑色のガラスが輝く空間から路面電車に乗ることができます。

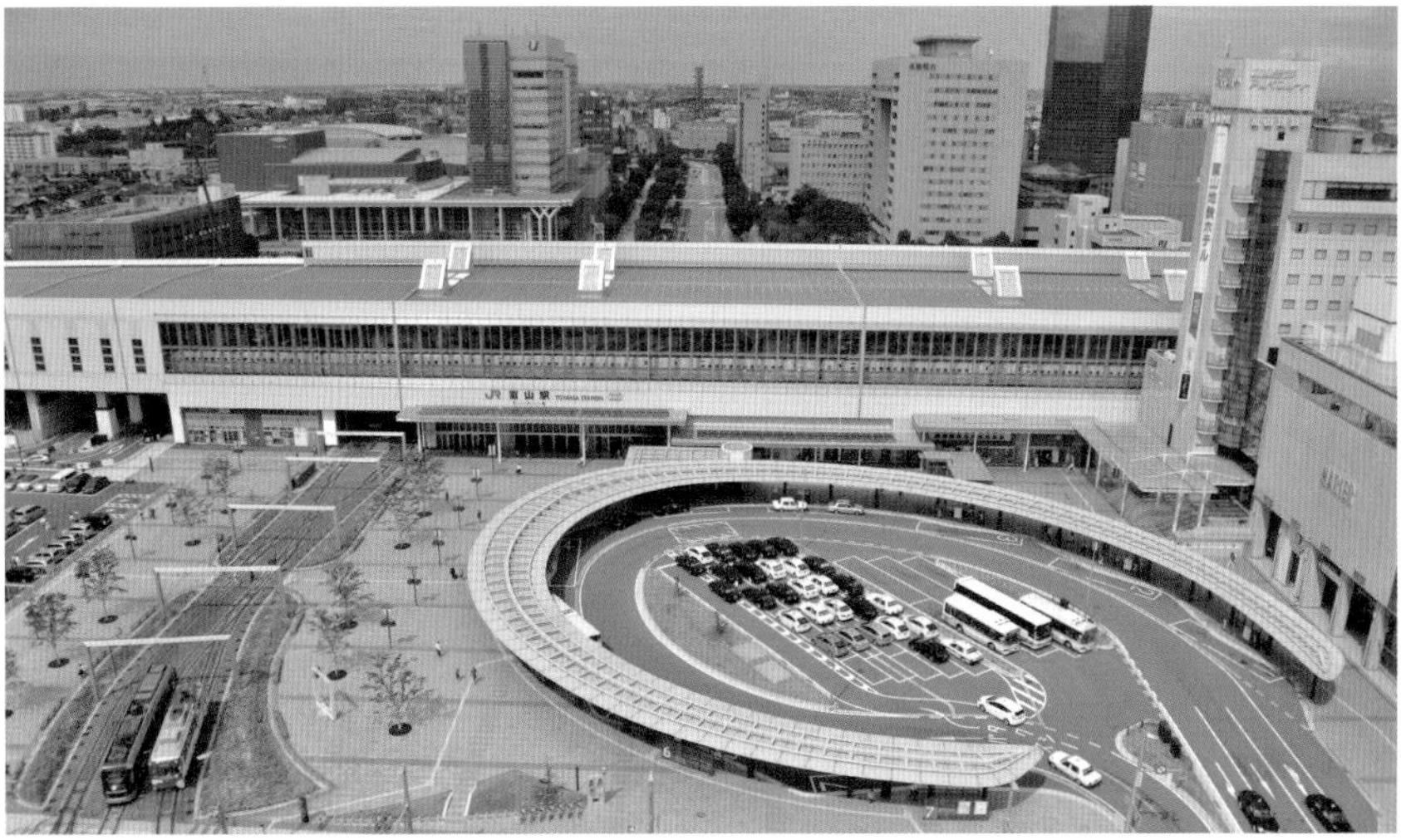

富山駅南口駅前広場
賑わいのある空間が演出できるよう、たまり空間やイベントスペース、景観的に特徴のある曲線を持つ歩行者シェルターを配置しています。

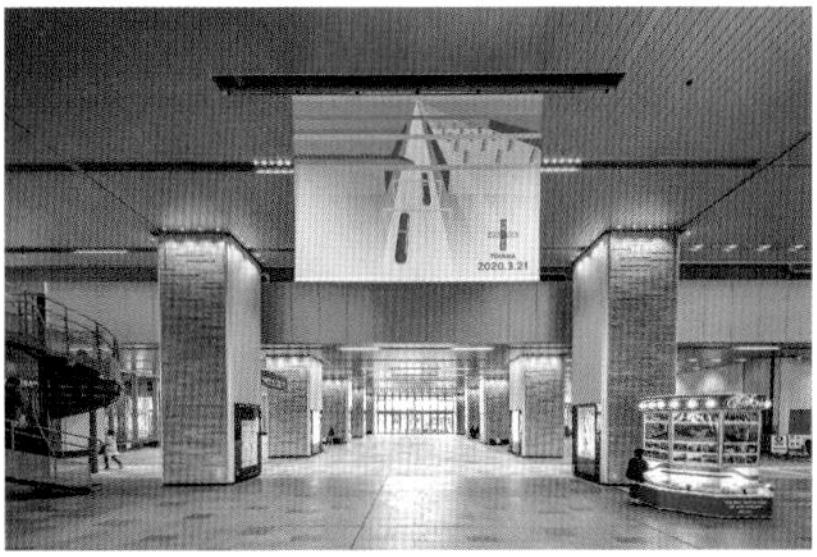

南北自由通路
柱の南北面は県産杉を使用し、ほっとする空間を、東西面はアルミを使用し、シャープな空間を演出しています。

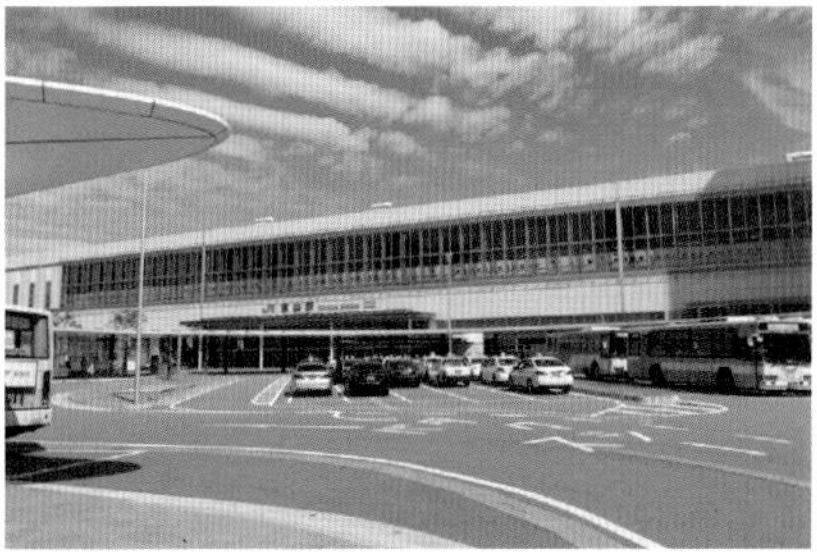

北陸新幹線富山駅舎
立山杉の木立のたたずまいと雪の立山連峰のイメージを中心に富山らしさをデザインしています。
(2015年度鉄道建築協会賞 最優秀賞)

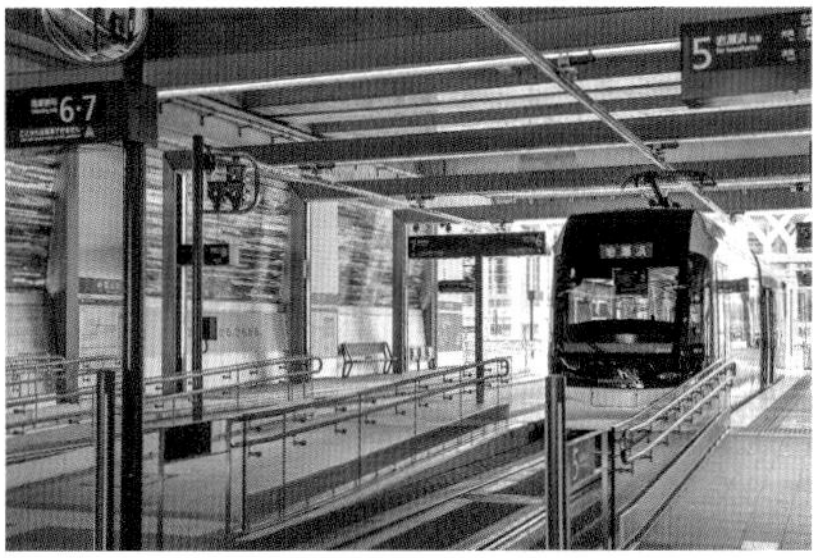

軌道空間(高架下停留場)
停留場壁面にガラスを用いることで、LRV *のショーケースのような空間を表現しています。

* LRV (Light Rail Vehicle)、低床式車両

無償の安心がうれしい!・富山の置き薬

西村まさ彦

引き出し部分に熊の絵が描いてある赤い箱、これが我が家に長年置かれていた富山の置き薬の箱だ。配置の担当の方が、春と秋の年に二回やってきて、いつもの笑顔で

「元気にしとられっけえ?」

と声をかけてくれる。

「元気でなによりやちゃ」

私の母は、こうして言葉をかけてもらえることを殊の外喜んでいた。

今でこそ、家を一歩出れば右にドラッグストア左に薬局と、あちこちに薬を扱う店がある。しかし、私が子供の頃は近くに薬を販売する店はなく、熱が出た、下痢だ、腹痛だといえば、母はあの赤い箱から薬を取り出して飲ませてくれた。冬などは家族で風邪薬を服用するものだから常備薬がなくなる。すると母が担当の方に電話をして持ってきてもらうこともあった。急な依頼でも対応してくれるのもありがたかった。

それにしても置き薬というシステムはよくできている。

使わなくてもいい、使った分だけお金を払うだけでいい。仮に半年間薬を使わなくても、いやな顔一つせず、「そうですか。お元気でよかったです」といつものように笑いかけてくれる。

いわば無償の安心。世の中に、こんな無償の安心はあるだろうか？

「使わんかったら使わんで、それでいいがよ。ありゃあったで、安心やねかいね」

この安心感がうれしい。

新型コロナウイルスの影響で、最近はとんとご無沙汰なのだが、私は銭湯めぐりが趣味だ。都内はもとより地方で撮影しても、撮影後は必ず銭湯に行くくらいハマっている。熱いお湯と冷水に交互に入ることで、交感神経の興奮が収まってきてとても心地よく過ごせる。

特に地方の銭湯でよく目にするのが、ケロリンと商品名が書かれた黄色い洗い桶だ。未だにある。聞くところによると、首都圏や北海道の銭湯経営者は富山県出身が多いのだとか。その縁で、銭湯に富山の置き薬のヒット商品であるケロリンの桶があるのかもしれない。

あの黄色い洗い桶を目にすると、置き薬の赤い箱とともに富山が懐かしく思い出される。富山出身者にとっては、赤い置き薬の箱と黄色い洗い桶は富山の記憶を呼び覚ます象徴のようなものなのだ。

私が上京してから、配置薬の担当が変わり、若い担当者は標準語で話す時代だ。母は「あいそむない」と不満気だが、熊の絵が描かれた赤い箱。この間実家に帰ったらまだあった。きっと母にとってこの箱は、大事な思い出の詰まった宝箱になっているのだろう。

どうも置き薬は単に薬を置いて体の健康を守っていただけでなく、配置薬の担当との交流が心の癒しになっていたらしい。現代はインターネットで薬も買えるようになっている。クリックすると、目当ての薬が宅配される。それで症状は改善するかもしれないが、なんだか寂しい。「みんな、まめなけ？」の一言があれば、もっと元気になれるのに。

心身をケアするという意味において富山の置き薬は、ストレスフルな現代にもう一度見直されてもいいような気がする。

（俳優）

富山市の施策3
「環境政策」と「SDGs未来都市」の取組み

富山市は、「コンパクトなまちづくり」を基本にさまざまな施策を展開してきており、この「コンパクトなまちづくり」が最初に評価されたのが、環境分野（環境モデル都市　平成二十年　全国第一号認定）でした。二酸化炭素等の温室効果ガスの削減に向けた先駆的な取組みとして、自動車から公共交通への転換や様々な都市活動のエネルギーの効率化を推進していることが評価されたものです。

また、こうした取組みが評価され、ＳＤＧｓ*の達成に向けた優れた取組みをする都市として、内閣府から平成三十年六月に「ＳＤＧｓ未来都市」に選定されました。富山市では、この選定を受け、「富山市ＳＤＧｓ未来都市計画」を策定し、世界の共通目標とされたＳＤＧｓの実現に向けて、経済価値、社会価値、環境価値を統合し、まちづくりの好循環につなげられるよう、二十年、三十年先を見据えた「持続可能なまちづくり」に取り組んでいます。

＊「SDGs（持続可能な開発目標）」とは、「誰一人取り残さない」をテーマに、2015年に開催された国連サミットで193の全ての国連加盟国が合意した、持続可能でよりよい世界を目指す、2030年までに全ての国が達成すべき17の目標です。

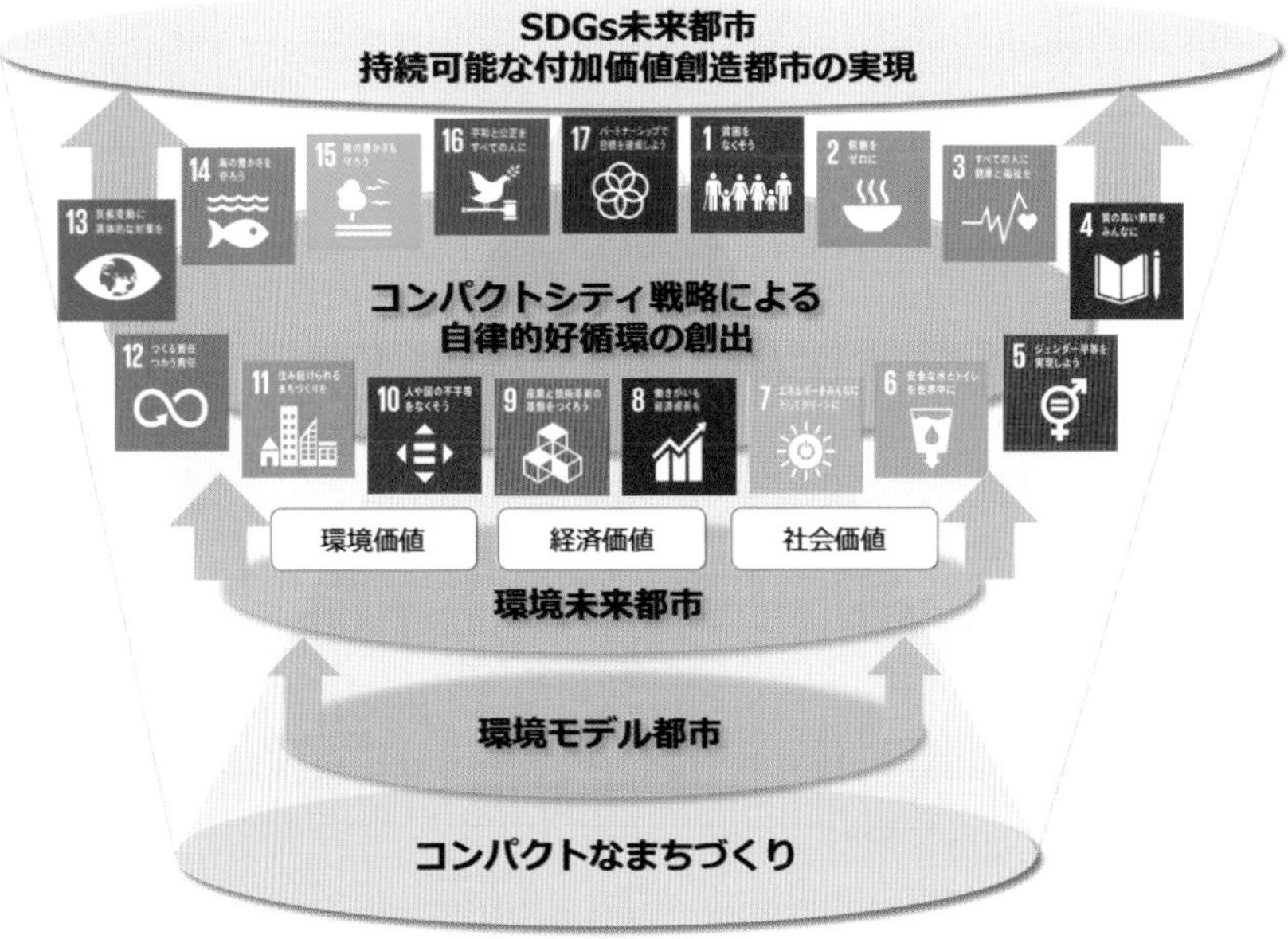

富山市の目指す都市創造のスパイラルアップ

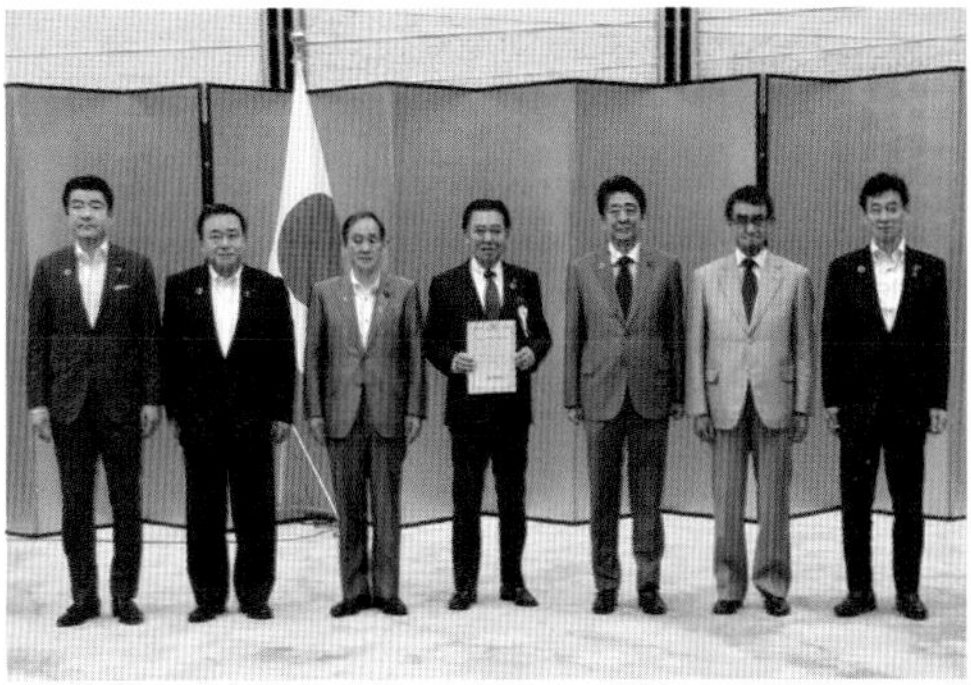

SDGs未来都市選定証授与式（2018年6月）
内閣府から経済・社会・環境の広範な課題に統合的に取り組む地方自治体として、2018年度に「SDGs未来都市」29都市の１つに選定されました。

都市の理想を、富山から。

SDGs未来都市
TOYAMA

「SDGs 未来都市 TOYAMA」ロゴマーク
SDGs未来都市計画の趣旨や取組みを、市民や富山市を訪れる方々に広く普及・啓発するためにロゴマークを作成しました。

女優を続けるがなら売薬になられ

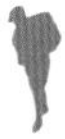

室井　滋

遠い昔の話になるが、私は父方の伯母にこんなことを言われたことがあった。

「しげちゃん、あんた、女優にども成りたいなんて、気は確かけ？　そんなヤクザな稼業、おばちゃんにちゃ一つも理解できんわぁ。大学生の時はアルバイトしながら通行人みたいな役もろて、そんでいかったちゃ。けど、この先、どうするが？　ずっとアルバイトして女優の仕事を待つがけ？……そんなら一層《いっそ》の事、売薬されよ！　うちの息子の帳面、少し貸してあげっから」と。

伯母は私の将来を心配していとこに助けてもらえと激しく迫った。

それは私の両親が幼少期に離婚し、たのみの父や祖母も大学生時代に他界。私がひとりぼっちだったからだ。誰も待っていない富山に帰っても、無駄に広い屋敷で一人暮らし、しかも上手く就職できるあてもない。伯母とて〝帰って来い〟という理由が見つからず、それでもどう見ても女優で食べて行けそうにない私に何とか定収入をと考えたようであった。

家庭薬配置業、通称〝売薬〟は縄張り商売だ。〝帳面〟と呼ばれる顧客台帳を持ち、それに基づき一定数の家庭薬を各家や会社に置いてくる。半年程して使用済みの分を集金し、新しい薬に入れ替えるという仕組みだ。

どの家へいつ回るかは自由なので、確かに不定期な芸能の仕事を目指す者にとってはピッタリの副業になったかもと、今なら思える。しかし盲目的に夢を追う若者にとっては、伯母の言葉はただただ残酷で無情なものにしか聞こえなかった。

「嫌やわ！　だって、たまにはテレビドラマにも出とるもんに。そんな娘《こ》がバイクに跨《また》がって薬売りに来たらおかしいにかぁ。日焼けだってするし絶対に嫌！　薬の勉強する時間があったら、発声練習やダンスとか習いたいがいちゃ」

不安そうな伯母を前にして、大きく首を横に振り頑とした態度をとり続けたものだった。

実は、そもそも母の実家が家庭薬や漢方薬の製造会社を営んでいた。

工場では祖父が体じゅう薬で真っ黄色になって走りまわっていた。多勢の職工さん達が薬詰めする姿も私はよく眺めてもいた。友達と工場の庭で遊び、規則正しい機械の音や薬の匂いを今もハッキリ記憶している。

さらには私の父も……。父は早稲田大学仏文を卒業すると、そのまま東京に留まり小説を書き続けるつもりでいた。しかし祖父が他界したため帰郷し、家の商売を手伝いつつ高校の英語の教師に。それでもどうしても小説家の夢を捨てられなかった父は退職し、学習塾や商売で生計を立てようとする。挙げ句の果てには親戚に相談して薬の帳面を買い求め、千葉や静岡で売薬を始めたのだ。

つまり伯母が勧めた副業は、すでに私の父が実践していたもの。自分の時間を好きに使って小説を書くには、売薬の道しかないと父は考えたのである。（もっともその夢は叶わず、父は48歳の若さで体を壊し亡くなってしまったが……）

皮肉なことには、私は今こうして、下手くそながらも雑文を書くという副業を持っている。返すがえすも、今の私に伯母が「売薬になられ」と助言してくれたなら迷わず売薬の副業を選んだろうに……、残念ながらその伯母ももういない。

時折、東京でも売薬さんの姿を見かけることがある。

額に汗しながらも口元に笑みを絶やさぬその人に思わず足を止めてしまうが、いつも決まって私の胸には懐しくもほろ苦い想いがこみ上げてくるのであった。

（女優・エッセイスト）

富山市の施策4

「レジリエント・シティ」富山市の国際的なパートナーシップ

富山市は、全国に先駆けて取り組んできた「コンパクトなまちづくり」などについて、多くの国際機関からも高い評価を得ています。

平成二十六年には、国際的な課題に先進的に取り組む都市として、アメリカの慈善事業団体ロックフェラー財団が主導する「一〇〇のレジリエント・シティ*」に日本で初めて選定されました。

また、平成二十八年には、世界銀行の「都市パートナーシップ・プログラム」参画都市に選定され、このパートナーシップに基づき、富山市のまちづくりの知見や技術を開発途上国に提供することで国際貢献に取り組んでいます。

さらには、北西太平洋地域海行動計画(NOWPAP)地域調整部という日本海側で初の国連機関が富山市内に設置されるなど、環日本海地域の中央に位置する地理的条件を最大限に活かし、環日本海・アジア交流の拠点として発展していくことが期待されています。

富山市は、引き続き、国際的なネットワークを活かし、未来を見据えたレジリエントなまちづくりを推進していきます。

＊「レジリエント」とは、「回復力のある」、「弾力性のある」という意味であり、地震や洪水などのショック(危機)や少子高齢化などのストレス(脅威)に直面しても、素早く復興し、さらに成長する能力や強靭さがあることを指します。

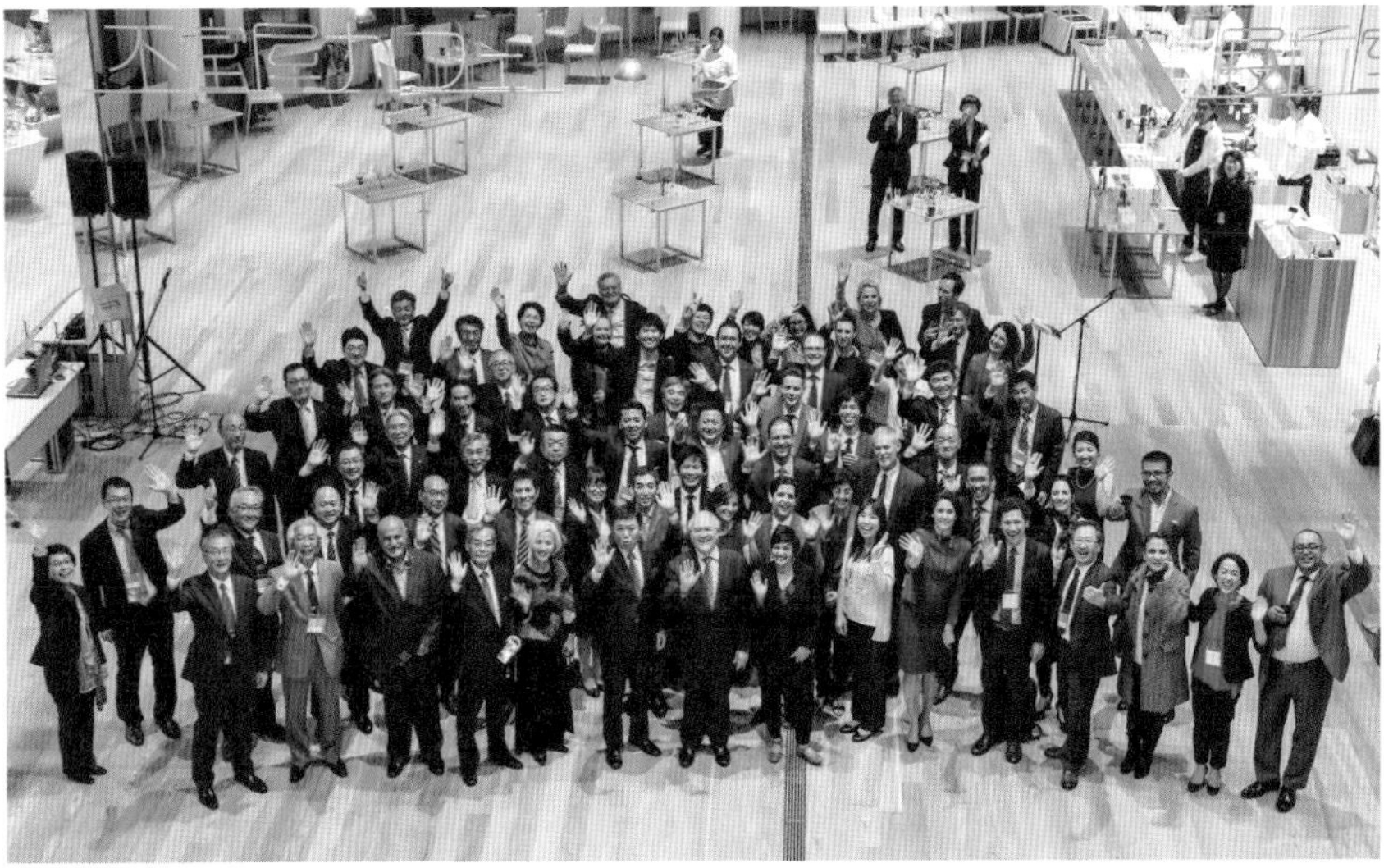

レジリエント・シティサミット（2016年11月）
19カ国25都市から約100人が出席し、「レジリエントな都市」をテーマに各国の課題やそれに対する施策などについて様々な意見交換が行われました。

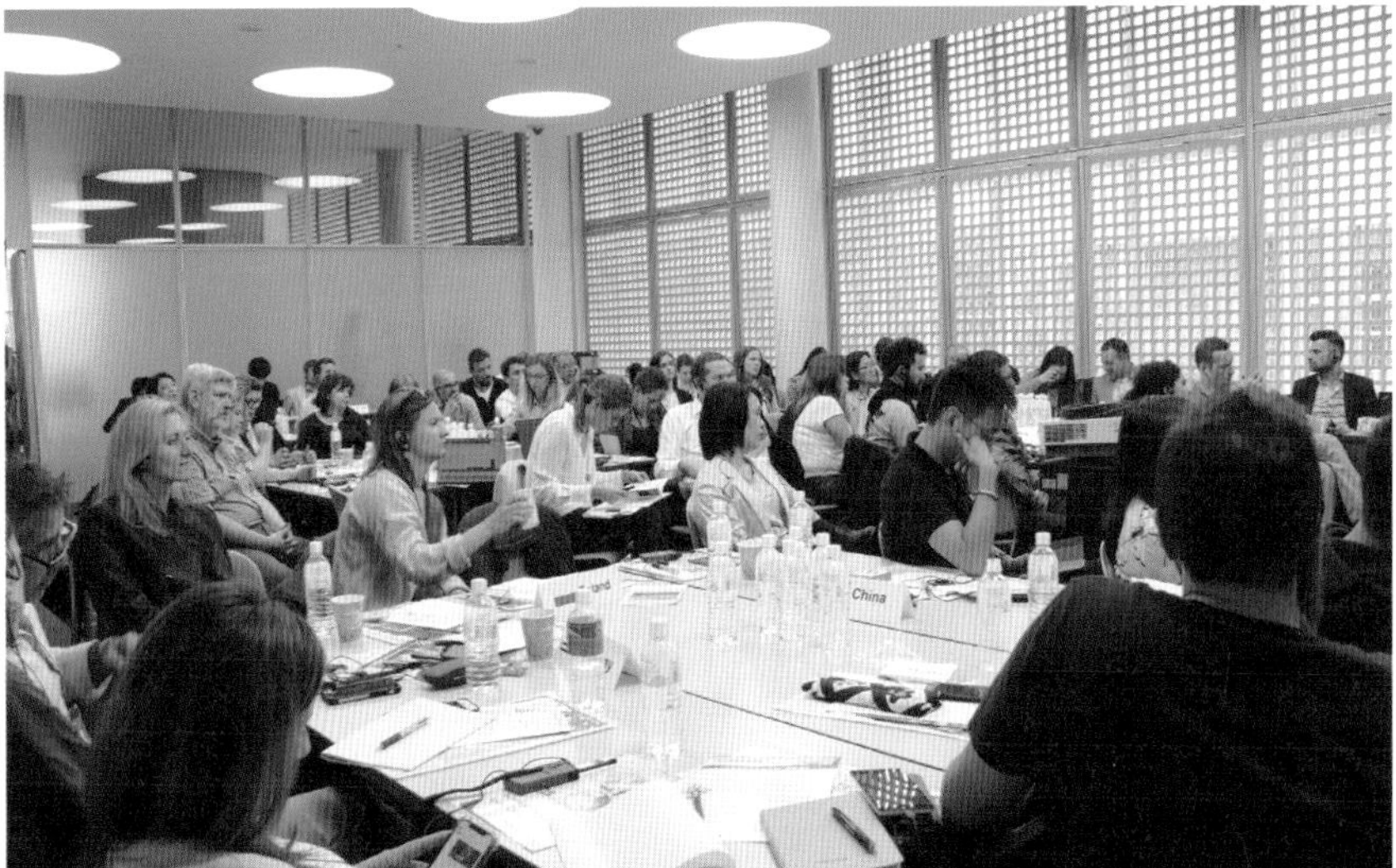

世界銀行　高齢化社会のまちづくり実務者研修会合（2018年5月）
日本政府の協力により途上国の中央・地方政府行政官を対象としたワークショップが開催されました。
市長をはじめ富山市職員も説明者として出席し、富山市の知見を広く共有しました。

富山の置き薬 ―健全な資本主義は信頼関係から―

近藤誠一

コロナの下での「ステイ・ホーム」は、懸案だった部屋の片付けに取り組む決心を促すとともに、これまで見過ごしてきたことに気づかせてくれた。

整理すべく格闘したものは、あらゆるジャンルの本を始め膨大な量に及ぶ。昔の年賀状や娘が幼い時の写真など、その多くは懐かしい記憶を呼び起こし、とうてい捨てられない。

しかし段ボールから出て来て「ぎょっ」としたものもあった。薬である。風邪薬、胃薬、ビタミン剤、花粉症の薬……。自分はこれほど多様な薬を、これほど沢山ため込んできたのかと呆れるばかりだった。

生産者と消費者を結ぶ流通システムは、テクノロジーとともに近年多様な形態に発展した。いまや店舗に行かずとも在宅で、あるいは移動中にいくらでも欲しいものが買える。化粧品の訪問販売や夏の風物詩だった金魚売りは、子供のころの思い出に過ぎなくなり、いまや自動販売機やネット販売が当たり前となった。

こうして資本主義は需要という名の欲望を掘り起こすことで発展し、物質的豊かさをもたらした。それは同時に一方で過剰生産・消費・廃棄を、他方で悪徳商法を生んだ。経済活動でのモラルは損なわれ、資源の浪費と自然破壊によって温暖化やコロナウイルスの爆発的感染を招いた。

自宅の流しで使用期限の切れた薬とその容器を分別処理しながらこんなことを考えているうち

に、富山の置き薬の知恵に気づいた。

　知恵の第一は、将来にわたり需要と供給を過不足なくつなげることだ。販売員は馴染みの顧客の家族の情報を「懸場帳」に詳しく蓄積し、どの薬を備えておくべきか適切なアドバイスをすることができる。誰も自分の将来の健康を予測できないから、常備薬を過不足なくもつことは不可能に近い。貧しければ十分な備えはできず、ゆとりがあれば買い過ぎる。実際に使った分だけ支払えばよい置き薬のシステムは、こうした無駄を見事に予防してくれる。不要なものを売り込むこともできないから、消費者を守る「クーリングオフ」制度は要らない。在庫管理も完璧だから無駄はない。

　知恵の第二は、情報の収集と蓄積だ。顧客の家族全員の体質や病歴などを記した「懸場帳」の集積は、その家庭のみならず、その地域の潜在需要を探る重要なデータになる。売り手は無駄な投資や事業を避けることができる。アマゾンが必死に集めている情報だ。

　もちろんこうした利点は、売り手による情報操作や個人情報のリークというリスクと裏腹である。それでも置き薬制度が現代まで存続しているのは、この制度に「仲間組示談《なかまぐみじだん》」という自主規制のルールがあるからだろう。それは顧客からの信用を重んじ、旅の途中でも節度を守り、品質や価格レベルを適正に維持するなど、あらゆる面で品位と誠実さを保つことを求めている。

　生産者・消費者双方の予測の不完全性に基づく投資の失敗や資源の浪費、自然破壊、社会正義の損傷という、資本主義に内在する問題点に対するひとつの対処法を、富山の置き薬は数百年前から実行してきたのだ。そこでは経済システムは売り手、買い手、社会のすべてが信頼し合い、満足して初めて健全に機能すること、すなわち近江商人の「三方よし」の原則がしっかりと具現されている。

　ネット販売が増えるであろうポストコロナの世界で、各国が成長回復を目指して熾烈なグローバル競争を再開するとき、日本が生んだこのモラルを如何にして資本主義に「内部化」していけるかは、人類の将来にとって極めて重要なことである。

（元文化庁長官）

主要参考文献

富山売薬関係

富山県『富山県史』 民俗編・通史編Ⅳ〜Ⅵ（近世下〜近代下） 富山県 1973年3月〜1984年3月
『越中百家』 上巻 富山新聞社 1973年4月
玉川信明『風俗 越中売薬』 巧玄出版 1973年6月
村上清造『富山市薬業史』 富山市 1975年3月
植村元覚『行商圏と領域経済 富山売薬業史の研究』 日本経済評論社 1977年11月再版
『先用後利 富山家庭薬の再発見』 北日本新聞社出版部 1979年12月（1997年 普及版として再刊）
玉川しんめい『反魂丹の文化史 越中富山の薬売り』 晶文社 1979年12月
村上清造『富山売薬とその周辺 元禄から昭和の初めまで』 富山県民会館 1983年3月
田辺勝『イラストでつづる富山売薬の歴史』 薬日新聞社 1986年6月
富山市史編さん委員会『富山市史』 通史 富山市 1987年1月
『富山県薬業史』 通史 富山県 1987年3月
富山市郷土博物館・富山市売薬資料館『富山の売薬』 富山市教育委員会 1996年9月
『富山の売薬文化と薬種商』 富山県民会館 1998年1月
富山市売薬資料館『富山の薬 ―反魂丹―』 富山市教育委員会 2003年10月
徳永和喜『薩摩藩対外交渉史の研究』 九州大学出版会 2005年12月
『「薬」を学ぶ講座』 富山観光創造会議 2009年2月
『富山人の知恵を知る』 富山観光創造会議 2014年10月
『富山の売薬用具』 富山市売薬資料館 2014年10月

他地域の売薬等の関係

杣庄章夫『滋賀の薬業史』 滋賀県薬業協会 1975年5月
村上清造『北海道売薬史』 北海道配置家庭薬協議会 1977年8月
『江差町史』 第五巻通説一 江差町 1982年3月
奈良県薬業史編さん審議会『奈良県薬業史』 通史編 奈良県薬業連合会 1991年10月
伊佐の売薬用具調査委員会『伊佐の売薬用具』 美祢市教育委員会 1993年3月
『常設展示パネル集』 道修町資料保存会 1997年11月
『北の大地に生きる 北配協創立50周年記念誌』 北海道医薬品配置協会 2002年
鳥栖市教育委員会『鳥栖市誌』 第3巻 中世・近世編 鳥栖市 2008年3月
『備中売薬 岡山の置き薬』 日本文教出版 2011年2月
『置き薬と北海道 〜先用後利で先人たちの信頼を得た薬売り〜』 野外博物館北海道開拓の村 2012年2月

社史関係

『廣貫堂史』 廣貫堂 1950年4月
若林元四郎『富山紙業小史』 若林紙店 1958年5月
『廣貫堂のあゆみ』 廣貫堂 1966年6月
『創業百年史』 北陸銀行 1978年3月
武内プレス工業社史編纂事務局『夢の実現 武内プレス工業120年の歩み』 武内プレス工業 1993年12月
百周年記念誌編集委員会『内外薬品商会百周年記念誌 メデシン・ロード――薬の道』 内外薬品商会 2001年3月
『薬都飛翔 富山県薬業連合会50年史』 富山県薬業連合会 2002年11月
『銀嶺幾星霜 ――木製活版から印刷包材まで百三十五年』 朝日印刷 2008年3月

その他

『金岡又左衛門翁』 金岡又左衛門翁追悼会 1930年10月
根塚伊三松『売薬版画 おまけ絵紙の魅力』 巧玄出版 1979年9月
宗田一『日本の名薬』 八坂書房 1981年10月
富山市民俗民芸村『明治の売薬版画』 富山市教育委員会 1997年10月
高橋善丸『お薬グラフィティ』 光琳社出版 1998年4月
富山市売薬資料館『売薬の印刷文化』 富山市売薬資料館 2000年10月
富山医科薬科大学和漢薬研究所編集 難波恒雄監修『和漢薬の事典』 朝倉書店 2002年6月
『日本の伝承薬 江戸売薬から家庭薬まで』 薬事日報社 2005年3月
町田忍『昭和レトロ商店街――ロングセラー商品たちの知られざるヒストリー』 早川書房 2006年1月
須山盛彰『富山商工会議所会報「商工とやま」（特集抜刷）』No.590〜592 富山商工会議所 2008年7月

執 筆 者 プ ロ フ ィ ー ル

P r o f i l e

山川静夫 (やまかわ・しずお)

1933年、静岡市生まれ。国学院大学卒業。NHKにアナウンサーとして入局し「ウルトラアイ」「ひるのプレゼント」など担当。「紅白歌合戦」白組司会を9年連続つとめる。著書『勘三郎の天気』『歌右衛門の疎開』『大向うの人々』など多数。1990年、『名手名言』で日本エッセイストクラブ賞。

鳴海　章 (なるみ・しょう)

小説家。1958年、北海道生まれ。日本大学法学部卒業。91年『ナイト・ダンサー』にて第37回江戸川乱歩賞を受賞し、同賞史上初の航空冒険小説家として脚光を浴びる。『ゼロと呼ばれた男』など、《ゼロシリーズ》四部作にて航空小説家としての地歩を築いた後、警察小説や時代小説などを手がける。『劫火』、『鬼灯』、《幕末牢人譚シリーズ》など著書多数。

堀口すみれ子 (ほりぐち・すみれこ)

1945年、静岡生まれ。詩人、エッセイスト。慶應義塾大学仏文科卒。エッセイ集に父・大學を綴った『虹の館』『父の形見草』、編著に『幸福のパン種』、詩集に『風のあしおと』『水辺の庭』。父の詩の朗読・解説をライフワークにしている。

杉本耕一 (すぎもと・こういち)

内科医。1962年、京都生まれ。静岡県立静岡高校、東京大学医学部卒業。東京大学医学部附属病院第3内科で博士(医学)取得後、ジュネーヴ大学分子生物学科に留学。順天堂大学血液内科助教授を経て、現在はJR東京総合病院副院長。専門は血液内科および漢方医学。

平岡淳子 (ひらおか・じゅんこ)

詩人。1962年、神奈川県生まれ。立教大学文学部卒業。やなせたかし「詩とメルヘン」卒業生。30篇の詩の冊子CLIP発行（現在108号）。

夏井いつき (なつい・いつき)

俳人。1957年生まれ。松山市在住。俳句集団「いつき組」組長。テレビ・ラジオの出演のほか、全国高校俳句選手権「俳句甲子園」の運営にも携わる。2020年4月よりYoutubeにチャンネルを開設するなど活躍の場を広げている。著書に『伊月集』『絶滅寸前季語辞典』『夏井いつきの俳句ことはじめ』など。

奥田瑛二 (おくだ・えいじ)

映画監督・俳優。1950年、愛知県生まれ。72年に俳優デビュー後、数々の映画、ドラマに出演。94年「棒の哀しみ」で、キネマ旬報など8つの主演男優賞を受賞する。2001年映画「少女〜 an adolescent」を初監督。06年「長い散歩」では、第30回モントリオール世界映画祭グランプリなど3冠を受賞し、監督としても高い評価を得ている。

遠山敦子 (とおやま・あつこ)

元文部科学大臣。静岡県出身。1962年、東京大学法学部卒業。文部省入省後、文化庁長官、駐トルコ大使、国立西洋美術館館長などを歴任。2001年文部科学大臣に就任。現在は静岡県富士山世界遺産センター館長など。著書『トルコ—世紀のはざまで』『来し方の記』など。

八木忠栄 (やぎ・ちゅうえい)

詩人。1941年、新潟県生まれ。62年、第一詩集『きんにくの唄』。66 〜 69年、『現代詩手帖』編集長。個人詩誌『いちばん寒い場所』を創刊。2004年「雲の縁側」で現代詩花椿賞、15年「雪、おんおん」で詩歌文学館賞、現代詩人賞受賞。19年、詩集『やあ、詩人たち』刊行。

太田麻衣子 (おおた・まいこ)

富山市生まれ。株式会社博報堂クリエイティブ・ヴォックス代表取締役社長。クリエイティブディレクターとして、広告制作を中心にTV番組企画、音楽制作、コラム執筆などを手掛ける。2018年「銀座つぼやきいも」店をプロデュースする。

若倉雅登（わかくら・まさと）
1949年東京生まれ。北里大学医学部卒業。グラスゴー大学シニア研究員、北里大学助教授、客員教授、井上眼科病院院長を経て、2012年から名誉院長。NPO目と心の健康相談室副理事長、ほかに日本神経眼科学会理事長、東京大学非常勤講師を歴任。専門は神経眼科、心療眼科。著書に『心療眼科医が教えるその目の不調は脳が原因』、医療小説『茅花流しの診療所』『蓮花谷話譚』など多数。

安藤和津（あんどう・かづ）
エッセイスト・コメンテーター。1948年、東京都生まれ。学習院初等科から高等科、上智大学を経て、イギリスに2年間留学。教育問題、自身の介護経験、「食」などをテーマにした講演会や、情報番組のコメンテーターなど多岐にわたり活動中。近著の『"介護後"うつ「透明な箱」脱出までの13年間』は台湾でも出版された。

太田和彦（おおた・かずひこ）
1946年北京生まれ。長野県松本市出身。グラフィックデザイナー・作家。元東北芸術工科大学教授。旅紀行、居酒屋関係の著書多数。『居酒屋百名山』『ニッポン居酒屋放浪記』『居酒屋かもめ唄』『日本の居酒屋～その県民性』『東京居酒屋十二景』ほか。テレビ番組「太田和彦のふらり旅　新・居酒屋百選」（BS11）。

桝田隆一郎（ますだ・りゅういちろう）
桝田酒造店5代目蔵元、岩瀬まちづくり株式会社代表取締役、北陸酒販株式会社取締役、グリーンエネルギー北陸副会長、KFWアンリ―ジロー取締役、日本酒造組合中央会北陸支部長理事、富山県酒造組合会長。

石本沙織（いしもと・さおり）
アナウンサー。1980年、富山県富山市生まれ。富山高校、早稲田大学商学部卒業後、2003年フジテレビ入社。「めざましテレビ」「とくダネ!」など情報番組、「スーパーニュース」「News イット!」など報道番組、スポーツ中継、バラエティ番組など幅広く担当。

土田直敏（つちだ・なおとし）
1927年生まれ。京都府福知山市出身。京都新聞記者を経て時事漫画家となる。共同通信で30年間、産経新聞で33年間、政治漫画を執筆。産経新聞の連載は1万回余となる。毎日新聞、週刊東洋経済、各テレビ局報道番組などにイラストを描く。日本出版美術家連盟元副理事長。現在同名誉会員。鎌倉ペンクラブ会員。

絲山秋子（いとやま・あきこ）
小説家。1966年東京生まれ。大学卒業後、メーカー営業職として福岡、名古屋、高崎、大宮に赴任。2003年『イッツ・オンリー・トーク』で文學界新人賞、04年『袋小路の男』で川端賞、05年『海の仙人』で芸術選奨文部科学大臣新人賞、06年『沖で待つ』で芥川賞、16年『薄情』で谷崎賞を受賞。05年より群馬県高崎市在住。最新刊は『御社のチャラ男』（講談社刊）。

宮内孝久（みやうち・たかひさ）
神田外語大学学長。元三菱商事代表取締役副社長、元横浜市教育委員。1950年東京生まれ、早大卒。40余年の商社マン人生で真贋を見極める難しさを知る。外地勤務は中東、メキシコ砂漠地域5年間のみ。退任後の職業として教育者を選択し若者たちと面白おかしく議論し、逞しい人材育成を心掛ける。国連UNHCR協会理事。

山本一力（やまもと・いちりき）
1948年、高知県生まれ。東京都立世田谷工業高校電子科卒業後、通信機輸出会社、旅行代理店、コピーライターなど様々な職を経て、97年『蒼龍』でオール讀物新人賞を受賞してデビュー。2002年、『あかね空』で直木賞を受賞。『損料屋喜八郎始末控え』『菜種晴れ』『朝の霧』『つばき』など著書多数。テレビのコメンテーターの活動も行っている。

広瀬晴子（ひろせ・はるこ）
日本モロッコ協会会長、広島出身。東京大学卒業、スタンフォード大学大学院OR学科修士号取得。人事院、経済企画庁を経て、1992年UNESCO本部（パリ）人事局長に就任。その後UNIDO本部（ウィーン）事務局次長を経て、2006年から駐モロッコ特命全権日本大使を務め10年帰国。

水野真紀（みずの・まき）

俳優。1970年、東京都生まれ。東洋英和女学院短期大学英文科卒業。第2回「東宝シンデレラ」審査員特別賞を受賞、日本アカデミー賞新人俳優賞、第3回食育文化功労賞。調理師免許を持ち、関西で放送中のグルメ情報番組「水野真紀の魔法のレストラン」は20年目を迎える。著書に『女優かあさん』『にんぷ読本』など。

安渕聖司（やすぶち・せいじ）

企業経営者。1955年、兵庫県生まれ。早稲田大学政治経済学部、ハーバード大学経営大学院卒（MBA）。79年に三菱商事に入社。99年に投資ファンドに移り、UBS証券を経て、GEキャピタル、VISAの日本法人の社長を歴任。2019年にアクサ生命の社長に就任。アクサ・ホールディングス・ジャパン（株）の社長を兼務。

西村まさ彦（にしむら・まさひこ）

富山県生まれ。舞台、映画、ドラマで活躍。主な出演作品は「麒麟がくる」（NHK）、「十三人の刺客」（BSプレミアム）、「劇場版バイプレーヤーズ」（2021年公開予定）、「恋、燃ゆる。」（明治座）ほか。富山で活躍する俳優を養成する「ウエスト・ヴィレッジ・アカデミー」主宰。

室井　滋（むろい・しげる）

女優・エッセイスト。富山県出身。早稲田大学在学中に1981年「風の歌を聴け」でデビュー。映画「居酒屋ゆうれい」「のど自慢」等で多くの映画賞を受賞。2012年日本喜劇人大賞特別賞、15年松尾芸能賞テレビ部門優秀賞を受賞。また絵本『しげちゃん』シリーズ、『むかつくぜ!』『すっぴん魂』シリーズ他電子書籍化含め著書多数。最新刊に『ヤットコスットコ女旅』（小学館）。

近藤誠一（こんどう・せいいち）

近藤文化・外交研究所代表。1946年、神奈川県生まれ。東京大学卒業。2016年、瑞宝重光章。外務省入省後、ユネスコ日本政府代表部大使、駐デンマーク特命全権大使などを経て、10年より13年まで文化庁長官。著書『世界に伝える日本のこころ』『日本の匠』など。

間部俊明（まなべ・としあき）

弁護士（神奈川県弁護士会所属）。1945年生まれ。87年から10年間、横浜国立大学工学部非常勤講師。96年、横浜弁護士会副会長。2004年から6年間、神奈川大学法科大学院教授。大腸癌研究会倫理委員。17年度第2回関東弁護士会連合会賞受賞。日弁連成年後見制度利用促進PT委員。

田沼武能（たぬま・たけよし）

写真家。1929年、東京都生まれ。49年、東京写真工業専門学校卒業後、サンニュース・フォスト入社。木村伊兵衛氏に師事する。50年、日本写真家協会（JPS）設立に参加。66年より、現在のライフワークである子どもたちの撮影を始め、120を超える国を訪問。子どもたちや人間社会のドラマを撮影。近著に『未来へ架ける世界の子ども』。2019年度朝日賞特別賞受賞。

柴田理恵（しばた・りえ）

1959年、富山市生まれ。明治大学文学部演劇学科卒業後、劇団ヴォードビルショーを経て、84年にWAHAHA本舗を設立する。劇団の中心メンバーとして舞台活動を行ないつつ、映画やテレビドラマ、バラエティー番組、情報番組などで幅広く活躍中。著書に『一期一会　柴田理恵のワハハ対談』『台風かあちゃん』など。富山市特別副市長。

玄侑宗久（げんゆう・そうきゅう）

作家、臨済宗福聚寺住職。花園大学仏教学科客員教授。1956年、福島県生まれ。慶應義塾大学中国文学科卒業後、京都天龍寺僧堂に入門。『中陰の花』で芥川賞、『光の山』で芸術選奨文科大臣賞。震災後は政府復興構想会議委員、「たまきはる福島基金」理事長。近著は『荘子と遊ぶ』『なりゆきを生きる』など。

本木克英（もとき・かつひで）

映画監督。1963年富山市生まれ。早稲田大学政経学部卒業後、松竹入社。数々の巨匠に師事し、米国留学、プロデューサーを経て監督昇進。「釣りバカ日誌」や「ゲゲゲの鬼太郎」など多数の娯楽映画を手掛け、「超高速!参勤交代」と「空飛ぶタイヤ」で、日本アカデミー賞優秀監督賞を二度受賞。最新作は富山を舞台にした「大コメ騒動」。

制作協力
朝日印刷株式会社
くすりの道修町資料館
株式会社廣貫堂
株式会社サプリ
一般社団法人滋賀県薬業協会
一般社団法人全国配置薬協会
武内プレス工業株式会社
東亜薬品株式会社
徳永和喜　西郷南洲顕彰館
鳥栖市教育委員会
一般社団法人富山県薬業連合会
富山市薬業推進協会
富山大学和漢医薬学総合研究所
奈良県家庭薬配置商業協同組合
阪神化成工業株式会社
株式会社富士薬品
水橋薬業会

撮影協力
神島秀樹（かみしま写真事務所）
宮下裕介

資料提供等
アメイジングトヤマ写真部
小野薬品工業株式会社
於保多神社
鹿児島県歴史・美術センター黎明館
金岡宏美
北日本新聞社
廣貫堂資料館
極楽寺
少彦名神社
須山盛彰
第一薬品工業株式会社
高岡市立戸出図書館
テイカ製薬株式会社
富山県教育記念館
富山県立図書館
富山県立富山北部高等学校
富山スガキ株式会社
富山市郷土博物館
富山市売薬資料館
富山市立城山中学校
富山市立中央小学校
富山市立図書館
富山大学和漢医薬学総合研究所民族薬物資料館
富山めぐみ製薬株式会社
中島宏一（野外博物館北海道開拓の村）
株式会社乃村工藝社
ファーマパック株式会社
北陸硝子工業株式会社
株式会社北陸銀行
株式会社若林商店

（敬称略）

富山の置き薬（下）

発行　富山市

編集　伊藤玄二郎©

制作・発売　かまくら春秋社
鎌倉市小町二―一四―七
電話〇四六七（二五）二八六四

印刷　ケイアール

令和三年三月一日　発行

ISBN978-4-7740-0831-8　C0039